协和产科门诊 200 问

U0281193

马良坤 编著

北京协和医院妇产科
主任医师、教授

电子工业出版社
Publishing House of Electronics Industry
北京·BEIJING

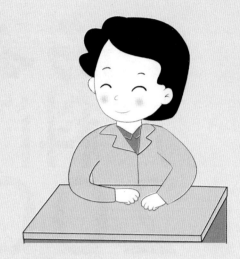

本书
作者介绍

马良坤 编著

北京协和医院妇产科主任医师、教授

中国医药教育协会母婴健康管理专委会主任委员，中国医师协会医学科普分会产科科普专委会主任委员，中国康复医学会产后康复专委会副主任委员，中国康复医学会产后康复专委会产后营养学组主任委员，中国医药教育协会专家委员会副秘书长，协和医学基金会金域母婴健康专项基金负责人，协和医学基金会－COREE 集团代谢性疾病防治研究专项基金负责人，中国母婴健康协作网牵头专家，国家健康科普专家库成员，国民营养健康专家委员会委员。

1996 年开始在北京协和医院妇产科工作至今。2006年赴美国爱因斯坦大学接受遗传培训。对围产营养、围产保健、妊娠合并内分泌疾病，以及移动医疗、健康教育、健康管理等有丰富的临床经验。曾发表学术文章 80 余篇，参与编写、翻译专业图书 20 余部，热心科普教育工作，主编及主要创作科普图书近 50 部。

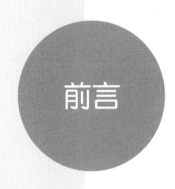

前言

孕吐多严重需要去医院？

孕早期阴道出血可能是什么问题？

检查出乙肝小三阳，该怎么办？

NT 超过正常值，该怎么办？

糖耐量检查没有过关，可以重新做一次吗？

如何数胎动？

……

在 20 多年的产科门诊工作中，经常会有孕妈妈问我这样的问题。门诊中的时间总是特别宝贵，我只能挑选重点的说。关于孕育过程，我仍有不少想要特别交代的细节，于是便构思了这本书。

本书收录了就诊孕妈妈及其家人问得最多的问题，涉及内容从验孕、预产期推算、唐氏筛查，到分娩、坐月子，从日常保健、孕期不适，到产前检查，并给予了详细的回答，同时分享了很多孕妈妈已经知道但不够明白的知识，还有不为孕妈妈所知的有关产检、遗传基因、孕期疾病调理等方面的丰富内容。除了对一些孕期会遇到的共性问题做了解释，本书还特别加入了许多深入的问题，如超声检查发现胎儿唇腭裂、心脏畸形、股骨短或性染色体异常等，并进行了细致的解答，希望能对孕妈妈起到一定的安抚作用。

从怀孕到产检，从分娩到产后，希望本书对孕妈妈及其家人有所帮助。

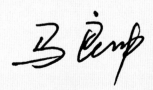

Contents 目录

Part 1 孕早期（孕1~3月）
幸"孕"旅程开始了

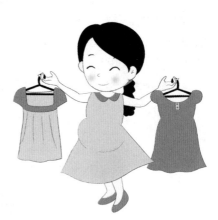

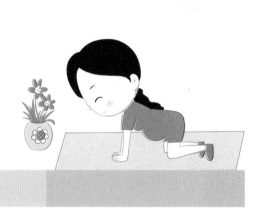

Part 2　孕中期（孕 4~7 月）
舒适的孕中期

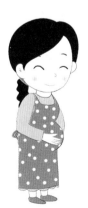
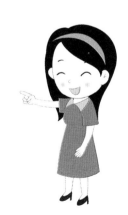

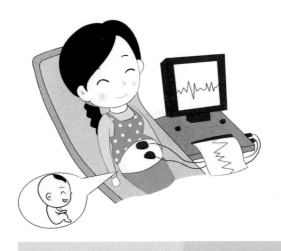

Part 3 孕晚期（孕 8~10 月）
等待天使降临

Part 4　分娩、坐月子
带你顺利度过手忙脚乱的日子

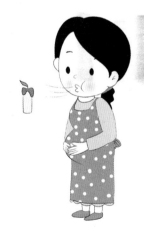

孕期
产检速查

6~13^{+6} 周
去医院建立档案，
做全面检查，
做 NT 检测

14~19^{+6} 周
记得去筛查
唐氏综合征

20~24 周
B 超大排畸
看胎儿是否健康

38~42 周
临产检查，再次评估胎儿体重

35~37 周
阴拭子检查，量骨盆，确定分娩方式

29~32 周
妊娠期高血压疾病筛查

33~34 周
评估胎儿体重，做胎心监护

25~28 周
筛查妊娠期糖尿病，测胎动

孕期重要数据一览

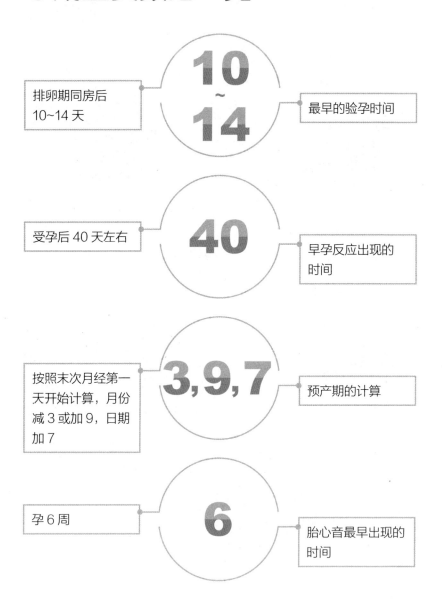

排卵期同房后 10~14 天

10~14

最早的验孕时间

受孕后 40 天左右

40

早孕反应出现的时间

按照末次月经第一天开始计算，月份减 3 或加 9，日期加 7

3, 9, 7

预产期的计算

孕 6 周

6

胎心音最早出现的时间

孕 12 周以内 | **12** | 容易发生自然流产的时间

一般情况下，第一次正式产检在孕 12 周之前，孕 12~28 周每 4 周检查一次，孕 28~36 周每 2 周检查一次，孕 36 周后每周检查一次。具体应根据医生的安排进行产检 | **4, 2, 1** | 全程的产检安排

每分钟 120~160 次 | **120~160** | 正常的胎心率

孕 18~20 周 | **18~20** | 自觉胎动出现时间

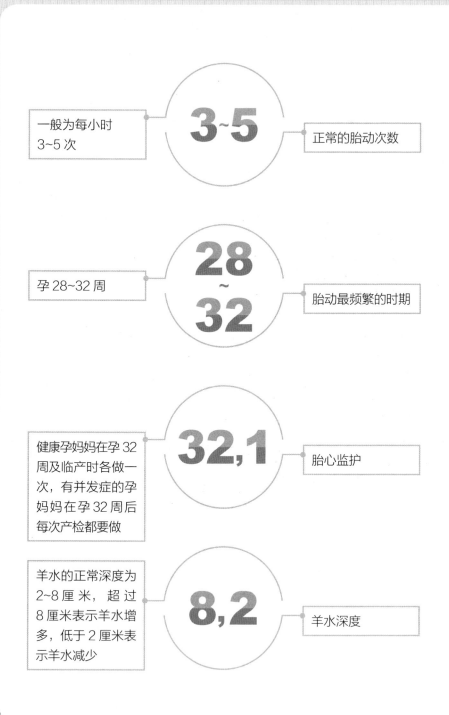

一般为每小时 3~5 次

3~5

正常的胎动次数

孕 28~32 周

28 ~ 32

胎动最频繁的时期

健康孕妈妈在孕 32 周及临产时各做一次，有并发症的孕妈妈在孕 32 周后每次产检都要做

32,1

胎心监护

羊水的正常深度为 2~8 厘米，超过 8 厘米表示羊水增多，低于 2 厘米表示羊水减少

8,2

羊水深度

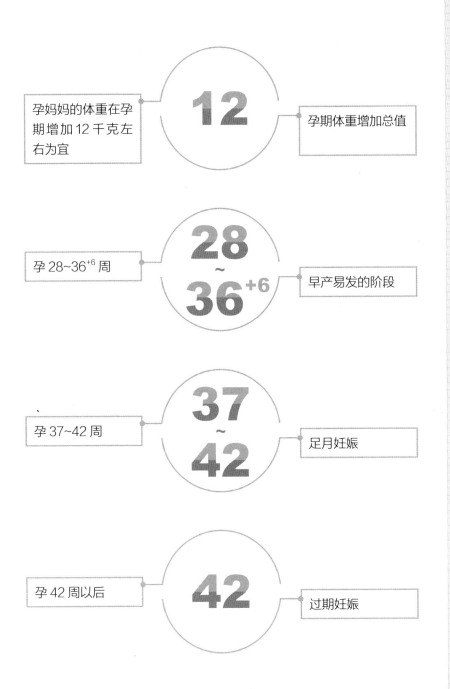

孕妈妈的体重在孕期增加12千克左右为宜

12

孕期体重增加总值

孕 28~36^{+6} 周

28~36^{+6}

早产易发的阶段

孕 37~42 周

37~42

足月妊娠

孕 42 周以后

42

过期妊娠

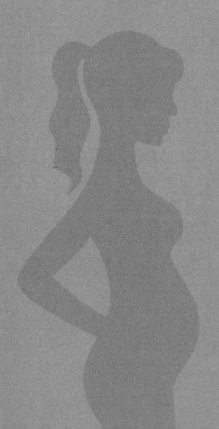

Part1

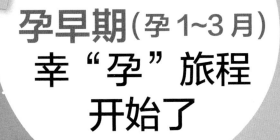

孕早期（孕1~3月）
幸"孕"旅程
开始了

孕1~3月
孕妈妈和胎儿的变化

孕妈妈

孕1月

子宫： 鸡蛋大小

1. 有的孕妈妈会有乳房硬硬的感觉，乳晕颜色会变深，乳房会变得很敏感，触碰时有可能会感到疼痛。
2. 大多数孕妈妈在这个月可能还没什么感觉。
3. 孕妈妈的卵巢继续分泌雌激素，能促进乳腺发育。

孕2月

子宫： 苹果大小

1. 乳房增大，会有胀痛感，乳晕颜色加深，并有凸出的小结节。
2. 子宫如苹果大小，子宫壁薄而软，胚胎已初具人形。

孕3月

子宫： 拳头大小
胎长： 约9厘米
顶臀长： 6~7厘米

1. 乳房胀得更大了，乳晕的颜色加深，可以换更大、更舒适的内衣了。
2. 腹部没有明显的变化。此时，按压子宫会感觉到胎儿的存在。
3. 胎盘覆盖在子宫内特定部位，开始制造胎儿正常发育所需的激素。

① 怀孕 40 周一般是从末次月经的第一天开始算的，所以前 2 周还不存在新生命，一直到满 2 周时孕妈妈才会排卵。

② 从第 3 周开始，一个强壮的精子来到孕妈妈体内，遇到了卵子，结合成为受精卵。这以后还需要 5~7 天，不断分裂的受精卵才逐步在子宫内着床，这样算来，着床时就已经是孕 1 月末或孕 2 月初了。

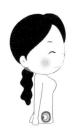

① 眼睛：开始形成，但眼睑还没有形成。

② 脊柱：慢慢形成。

③ 四肢：有刚开始出现的胎芽，即为四肢，但表面上呈不规则的凸起物。

④ 心脏：开始出现有规律的跳动，每分钟达 120 次。

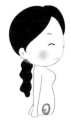

① 大脑：脑细胞数量快速增加，占身体一半左右。

② 脸：已经形成了眼睑、唇、鼻和下腭。

③ 脐带：里面有一根动脉、两根静脉连接着孕妈妈和宝宝，孕妈妈通过脐带给宝宝输送营养，宝宝通过脐带将废物排泄出去。

④ 肾和输尿管：发育完成，开始有排泄现象。

⑤ 四肢：腿在不断生长着，脚可以在身体前部交叉了。

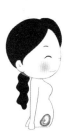

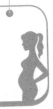

孕1~3月
日常保健

001 怀孕了，用电脑时应注意什么？

很多在电脑环境中工作的孕妈妈非常担心电脑对胎儿的影响。最新的研究无法确定电脑与流产之间有联系。但在电脑环境中工作，仍然要注意保持正确的姿势，别久坐，时不时起来活动一下。

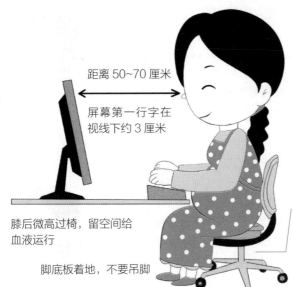

距离 50~70 厘米

屏幕第一行字在
视线下约 3 厘米

手臂自然下垂时，
扶手可以承托肘部
呈 80°~100°

腰背贴近有承托的
椅背，勿留虚位

100°~110°

膝后微高过椅，留空间给
血液运行

脚底板着地，不要吊脚

002 怀孕了，爱发脾气怎么办？

孕妈妈爱发脾气，这是正常的吗？当然，孕妈妈的很多不愉快都是因为孕早期的身体、情绪变化导致的。因此孕妈妈要结合孕早期的特点进行适当的心理调适。

转移情绪

当出现担心、紧张、抑郁或烦闷等情绪时，去做一件能让自己高兴或自己喜欢的事，如浇花、听音乐、欣赏画册、阅读或郊游等，会提高孕妈妈对生活的兴趣。洗温水浴或适度做家务可以促进血液循环，消除孕妈妈的不良情绪。

释放烦恼

可把自己的烦恼向朋友倾诉，或写信、写日记。这些做法能非常有效地调整孕妈妈的情绪。必要时，可找心理医生进行咨询及疏导。

与好友交流

孕妈妈别把自己封闭在家里，应结交积极乐观的朋友，充分享受与他们在一起的快乐，让他们的良好情绪感染自己。

改变形象

换一个发型、买一件新衣服、装点一下房间等，都会给孕妈妈带来新鲜感，从而改变沮丧的心情。

003 怀孕了，工作压力大怎么办？

压力无处不在，孕妈妈该如何应对如此大的工作压力呢？在怀孕期间，孕妈妈不要把工作安排得太满，压力不能太大。瑜伽、中等强度的锻炼和头颈部的按摩对减轻压力都是有效的。

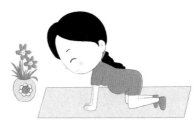

004 怀孕了，能做 X 线检查吗？

放射线这个词，常让许多孕妈妈感到恐惧。怀孕过程中如果需要接受 X 线检查，孕妈妈根本不需要太担心它的危害。只有反复不断地暴露在高能量的放射线下，才可能导致孕妈妈机体组织受损。虽然做 X 线检查时放射线的剂量并不大，但为了安全起见，孕妈妈应该穿上铅衣来保护盆腔器官。

如果医生建议做诊断性的 X 线检查，孕妈妈可告知医生自己已怀孕，请医生权衡利弊。如果孕妈妈的工作环境会接触到 X 线，请务必穿上铅衣，保护腹部，并随身携带 X 射线剂量仪。

如果身体出现某些症状，需要进行 X 线检查，可参考以下建议：

1. 单次检查不会对胎儿产生不良影响，可以放心去做。
2. 常规牙科、四肢骨 X 线检查，所用剂量安全，不会对胎儿造成损伤。
3. 若需进行多次 X 线检查，可咨询放射科医生决定放射剂量，以减少伤害。
4. 孕期因为疾病需要做 X 线检查或治疗且无更佳替代方式时，不应因担心辐射影响而拒绝检查。

005 怀孕了，还能化妆吗？

什么是好皮肤？健康美丽的肌肤自有它的标准，一般来说，皮肤平滑，表面有光泽、有弹性，整体会给人一种美感的就是好皮肤。简单来说就是四大标准：

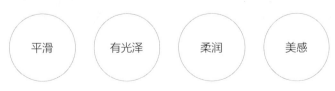

平滑　　有光泽　　柔润　　美感

好皮肤的美是由内而外的，气质则需内外兼修。要保持好的皮肤，首先需要均衡的饮食，适当地补充蛋白质、脂肪、碳水化合物、维生素等，让身体保持好的状态；其次，需要好的睡眠，让人体更好地吸收营养，支撑你的身体；第三，也需要适当运动，增加肌肉的力量，改善皮肤的新陈代谢，调整微循环。另外，孕妈妈还应避免不好的生活习惯，如抽烟、饮酒、油腻饮食等，这些不良习惯会带来皮肤皱纹、干燥、暗沉等问题。

你的皮肤到底属于哪一类？从皮肤科专业角度来讲，世界上大多数医生广泛接受的分类标准相对比较复杂，简单来讲，就是以下 4 种分类方式。

❶ 根据皮肤含油的多少，分为油性皮肤、干性皮肤。
❷ 根据皮肤是否敏感，分为敏感性皮肤和耐受性皮肤。
❸ 根据皮肤是否含有色素、色素多少，分为色素性皮肤和非色素性皮肤。
❹ 根据皮肤是否容易出现皱纹，分为皱纹性皮肤和紧致性皮肤。

理想的皮肤是混合型的，不爱长皱纹、不爱长斑的。大家需要做的就是，测出皮肤类型，根据自己的皮肤类型，确定如何做护理、使用什么护肤产品。皮肤没有绝对的好坏，只要没有疾病、处于一个健康的状态、符合前面说的四大标准，就都是比较好的皮肤。

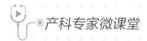 产科专家微课堂

少用美白效果好的化妆品

美白效果越好的化妆品含铅量越高，如果孕妈妈体内含铅量过多，必然会导致宝宝患上各种疾病，如多动症、智力低下、贫血等。所以，孕妈妈们最好少用这些含铅的化妆品。如果想去除体内多余的铅，最简单的办法就是补钙，钙有去除存积于人体内铅的功能。

日用化妆品的标准比较严格，大多数是没有太多危害的。从正规渠道选购的化妆品没有添加太多不良成分。因此，孕妈妈可以适当化妆，清洁、保湿、防晒也都是可以做的，但要注意避免使用美白、去皱类的化妆品，因为其中含有容易致畸的铅。

006 怀孕了，怎么减少妊娠纹？

怀孕期间孕妈妈体重迅速增加，会产生过多的皮下组织，在皮肤被拉紧时皮下组织会撕裂皮肤。一开始生成的妊娠纹是紫色的，之后会变成永久的白色。那么如何减少妊娠纹呢？

控制体重增长

怀孕期间体重会有所增长，每个月体重增加不宜超过 2 千克，整个怀孕过程应控制在 11~14 千克。推荐方案：

调整饮食习惯，尽量吃新鲜水果，少喝果汁；喝脱脂奶，少喝全脂奶；喝清汤，少喝浓汤；多吃低糖水果，少吃饼干和沙拉。

要保证均衡、营养的膳食，避免摄入过多碳水化合物，导致体重增长过多。

增强皮肤弹性

孕妈妈在怀孕期间要避免摄取过多的甜食及油炸食品，应保证均衡的营养，可以改善皮肤的肤质，帮助皮肤增强弹性。推荐方案：

吃些对皮肤有利的食品，以增强皮肤弹性。

每天早晚喝一杯脱脂牛奶，吃膳食纤维丰富的蔬菜、水果和富含维生素 C 的食物，以增加细胞膜的通透性和提升皮肤的新陈代谢功能。

控制糖分摄入，少吃色素含量高的食物。

正确的喝水习惯会增加孕妈妈的皮肤弹性。早上起床后，可先喝一大杯温矿泉水，以刺激肠胃蠕动，使内脏进入工作状态；清晨，排出体内垃圾是非常重要的。如果孕妈妈常被便秘所困，不妨在水中加些盐。

适度的运动或轻度的家务劳动有助于增加皮肤弹性，尤其是对增加腰腹部、臀部、乳房、大腿内侧等部位的皮肤弹性效果明显。

使用妊娠纹防护产品

在怀孕初期，就开始使用富含肌肤所需各种维生素的妊娠纹防护精华液和妊娠纹修复精华液。这些产品能够增强肌肤的延展性，使之充分适应孕期的体形变化，防止皮下纤维因过度抻拉而断裂，从而有效减少妊娠纹出现。对于出现浅纹的孕妈妈来说，可以将妊娠纹防护精华液与妊娠纹修复精华液一起使用，能够活化纤维细胞，让断裂的纤维组织再生，持续使用可使妊娠纹颜色逐渐淡化至正常肤色，凹凸感明显减弱甚至消失。使用方法如下。

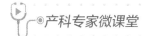 产科专家微课堂

正确使用保养品

一般通过国家认证的保养品，孕妈妈皆可以使用，但还是应尽量选择孕妈妈专用的保养品，因为它会采用适合孕妈妈和胎儿的配方。切记不要选用含有维A酸的保养品，尤其是口服产品，因为它有致畸胎的副作用，刺激性比较大。其他温和性的保养品，孕妈妈都可以选用。

8：00~12：00，皮肤的活力会达到顶峰，此时最适合进行妊娠纹预防护理。妊娠纹防护精华液、妊娠纹修复精华液、肌肤弹性修复液等，带给孕妈妈肌肤轻柔细致的呵护，减少生育带来的后顾之忧。

先取适量妊娠纹修复精华液均匀涂抹于腹部、臀部、乳房、大腿内侧，轻轻按摩 2~3 分钟至其完全被吸收。然后使用肌肤弹性修复液，轻轻按摩 5 分钟至其完全被吸收。10 分钟后，使用妊娠纹防护精华液。浴后拭干皮肤水分后使用，效果更佳。

适度的按摩

防止或修复妊娠纹，可考虑使用有收紧功效的精油、含维生素 C 的活体按摩油，以及肌肤弹性修复液，可以促进表皮细胞分裂，使皮肤紧致、有弹性、不松弛，有效改善孕期皮肤松弛、粗糙等状况。通过局部按摩可以增加皮肤弹性，配合除纹霜同时使用，不仅让按摩更容易进行，还能保持肌肤滋润，避免过度强烈的拉扯。建议孕妈妈从怀孕 3 个月开始到生完后的 3 个月内坚持腹部按摩，可以有效预防妊娠纹生成或帮助淡化已形成的细纹。

推荐方案：

养成沐浴的好习惯。沐浴前，点燃香熏，准备一杯热牛奶，然后用毛巾对腹部、腿部进行揉洗，再将牛奶涂在肚皮上，用双手从里向外揉。

十几分钟后洗净，再用具有收紧皮肤作用的精油或橄榄油，蘸上水顺时针方向揉十几分钟。

洗完澡后再涂上精油或橄榄油，以帮助滋润肌肤，收紧松弛肌肤，促进新陈代谢。

> 自制护体油，防止妊娠纹
>
> 准备材料：婴儿润肤油、美容护肤用的维生素 E 胶囊。
>
> 制作方法：取 2~3 粒维生素 E 胶囊，把胶囊剪开，滴入婴儿润肤油里。盖上盖子摇晃均匀，让维生素 E 与润肤油完全融合。这样可以防止妊娠纹的护体油就做好了。

007 怀孕了，能旅行吗？

要么读书，要么旅行，身体和灵魂总有一个在路上。旅行对于每个人都有不同的意义，热爱旅行的孕妈妈可能都有这个疑问——怀孕期间能否去旅行？

孕早期和孕晚期，身体容易出现问题，所以旅行最好安排在孕中期，并要征得医生同意，方可出行。旅行途中如果出现什么异常情况，要及时到当地医院的妇产科就诊。旅行尽量安排在国内，日程安排要轻松，并选择合适的交通方式。若要去国外旅行，一定准备好医疗保险资料、病历记录，以备不时之需。

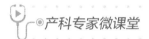产科专家微课堂

应对孕期皮肤瘙痒

经常听到孕妈妈抱怨肚皮痒，这是怀孕后肚皮扩张造成的皮肤瘙痒，可以涂抹一些保湿乳液或按摩霜，来减轻或舒缓症状。

但是如果孕妈妈因为瘙痒而睡眠欠安，并发现躯干、四肢的皮肤出现皮疹，有点状的粟粒疹，并慢慢形成丘疹，进而形成大块大块的斑丘疹，就必须到医院就诊了，这可能是患上了妊娠痒疹。有资料显示，妊娠痒疹通常在怀孕期的后三个月出现，病因不详，可能与怀孕后免疫系统变化有关，再次怀孕还可能出现。妊娠痒疹虽然不会危害孕妈妈及胎儿的健康，却会造成孕妈妈的痛苦，影响孕妈妈的生活质量。因此，建议去皮肤科就诊。

008 怀孕了，能"爱爱"吗？

怀孕期间孕妈妈的性生活也很可能随之改变。不同的孕妈妈怀孕感受不同，对性的需求也不同。一些人的性欲增加，而另一些人只想要拥抱和细心的照料。性欲与许多因素相关，如孕妈妈和准爸爸的情绪、孕妈妈如何应对怀孕的症状、日常生活工作中的压力等。

最重要的是坦诚说出自己的性需求。这样，准爸爸才能更好地了解你的情绪和性欲的改变，因为他可能不确定在你身体改变、情绪波动的情况下应如何对待你。一些人可能担心性生活会影响胎儿或者导致早产。请不要担心这一点，证据显示，孕期的性生活并不会对胎儿产生太大影响。无论怀孕几周，如果性生活可以让你觉得开心舒服，那么就可以进行。

009 怀孕了，"爱爱"时注意什么？

既然怀孕期间能"爱爱"，那么应该注意什么呢？孕早期（孕1~3月），胚胎正处于发育阶段，胎盘和母体子宫壁的连接还不紧密。如果性生活不当，或精神过度兴奋，可能使胎盘脱落，造成流产。因此，孕早期应尽可能避免过激的性行为，可采用接吻、拥抱、爱抚等方式，重要的是要把感受告诉对方，以便达成共识，增进夫妻感情。

医生产检时没空说的

确保怀孕期间性爱安全的小技巧

1. 男上位时准爸爸必须用手臂撑住自己的身体。
2. 切记勿插入过深或太过猛烈，以免造成子宫颈受伤出血或引起子宫收缩。
3. 怀孕期的前3个月和最后2个月，为了胎儿安全，应最好不要有过激的性生活。
4. 如果"爱爱"后有腹痛或阴道出血等情况，有流产或早产的可能，应及时就医。
5. 有多次流产史或早产史的孕妈妈应尽量减少孕期性爱次数，以免再次发生流产或早产。

怀孕期间的性行为一定要遵循下列原则

首先不能用力压迫或撞击孕妈妈的腹部，其次不要给子宫以直接的、强烈的刺激。

当孕妈妈的子宫还没有明显增大的时候，同房时仍可取正常位，即男在上女在下的体位，但不要压迫孕妈妈的肚子，且男性的生殖器不要插入过深。怀孕后期，可采取前侧位、侧卧位或前坐位，动作不要过于激烈。

如果孕妈妈不愿同房，绝不可勉强，要记住性生活不仅仅是指性交本身，还包括性爱抚等许多内容，因此在怀孕期间，夫妻双方一定要相互体谅，共同度过一生中的特殊时期。

让孕妈妈更舒适的技巧

❶ 提醒准爸爸，"爱爱"前多做些爱抚动作，尤其不要忘了对肚子部位的爱抚。

❷ 准备一些软垫，在采取不同体位的时候，有了它们就会更方便。

❸ 选择在充足的睡眠之后进行，比如清晨，充足的体力和精力是性高潮的最好保证。

❹ 孕妈妈可以通过看一些性爱图片和影碟提升性欲，用亲昵动作主动向准爸爸发出邀请，这样常常可以让两个人都兴奋起来。

❺ "爱爱"前后双方都要清洗下身，别忘记手同样需要清洗干净，以免引发细菌感染。

❻ 不要过于激烈，"爱爱"时准爸爸不要插得太深，性交高潮时要慢慢地抽动，进行中不要频繁变换体位。

❼ 在性交过程中孕妈妈如果有不适的感觉，比如腹部肿胀或疼痛、眩晕等，都可能是动作不够轻柔造成的，此时应该暂时中断，休息一会。

出现下列情况就要停止性行为

① 如果孕妈妈曾经流产过，那么医生会建议怀孕期的前几个月最好禁止性生活，直到流产的危险期过去为止。

② 如果孕妈妈在性交当时或之后有阴道流血的情形，或有下腹疼痛的现象，应找医生检查一下；若有流产的迹象，应暂时停止性生活。

③ 如果准爸爸有性病，在性交时性病病原体会传染给孕妈妈及胎儿，因此在彻底治愈之前，应禁止性生活。

④ 如果孕妈妈有前置胎盘，或胎盘与子宫连接不紧密，性交可能会导致流产，此时应暂时停止性生活，等情况稳定后才可恢复。

⑤ 如果孕妈妈发现自己子宫收缩太频繁，为了避免早产，还是要避免性生活，并找医生检查一下。

⑥ 如果孕妈妈随时都有流产的危险，应避免性生活。

⑦ 若保护胎儿的羊膜已破裂，病菌可能会进入子宫而感染胎儿，所以此时应避免性生活。

当有以上情形出现而必须停止性生活时，孕妈妈可以用手的爱抚来满足准爸爸的欲望。然而有一点必须注意，若医生已警告孕妈妈停止性行为与子宫收缩有关系，那么此时任何会引起孕妈妈性兴奋的行为都必须禁止，包括触摸乳房及外阴部等，因为这些刺激也会引起子宫收缩，危及胎儿安全。

010 怀孕了，怎么做辣妈？

谁说孕妈妈与时尚无缘？其实，只要你有着清爽的面容、自信的笑脸和漂亮的衣裙，即便在孕期，一样可以走在时尚的前沿。其实，专门的孕妇装只有在孕中、晚期才用得着，之前长达五六个月的时间，孕妈妈完全可以穿宽松的时装，休闲裤、运动外套都很实用。那种不强调腰身、裙摆稍长的裙子也是时尚孕妈妈的必备，像安娜苏的经典娃娃裙、高腰小礼服，还有流行的帐篷式印花长衫和短裙，都可以代替孕妇裙一直穿到孕中、晚期。到孕晚期，孕妈妈也可以选择各种品牌的时尚孕妇装，如今的孕妇装有运动系列、牛仔系列、裙装系列，一点不比普通时装差，让孕妈妈在孕期也能美美地享受购物乐趣。

现在许多女装设计师致力于设计时尚漂亮的孕妇装，所以孕妈妈不必担心怀孕之后会与时尚脱节。但是不管你喜欢什么样的孕妇装，不能只看款式，关键要看穿着是否舒适。由于孕妈妈容易出汗，所以最好选购透气性较好的天然纤维服装（如棉质衣服等）。以下是孕妇装购买和搭配的一些建议。

1 购买孕妇裤或孕妇裙时最好选择中性色彩，如黑色或卡其色。服装的腹部和腰部处必须具有很好的弹性，可以托住和保护胎儿。

2 可以多准备几条背带裤。大多数孕妈妈比较喜欢背带裤，它是孕妈妈衣橱内的主要服饰。这是因为背带裤手感柔软、穿着方便且穿着时间较长，背带裤基本具备孕妇装应具有的特性，如宽松的腹部、舒适性好。

3 储备一些可以单穿或配套穿的 T 恤衫。为确保舒适性，怀孕期间可以购买一件领角有纽扣的男式衬衫。这种衬衫一般由高支棉或牛津布制作而成，比较宽松，适合孕妈妈穿着。而且衬衫很好搭配，穿一条裙子，外加一件夹克便可以作为上班的职业装，搭配一款宽松背带裤便可作为周末出游的便装。

4 选购一些柔软舒适的弹性针织服装，如束腰外套、针织裤和针织连衣裙，可以与其他款式的服装搭配，也可以单穿。

5 衣橱里至少有一件适合社交场合穿着的孕妇装，比如一件看上去比较雍容华贵的丝绒连衣裙，或是一件做工精致、考究的锦缎衬衫。

6 怀孕期间孕妈妈的胸部尺寸会渐渐变大，因此需要购买几件足以包容和支撑胸部的文胸。另外，怀孕期间孕妈妈的腹部也会渐渐突出，所以还需选购一些合身且穿着舒服的孕妇裤。

7 如果怀孕期间继续工作，那么就需要配备适合工作场合穿着的职业装。

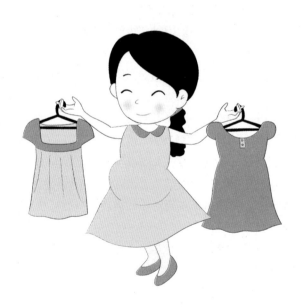

除了以上所说的搭配注意事项，各位孕妈妈还可以尝试以下这些做法：

1 拍孕妇照：辣妈不仅仅体现在服装搭配上，还可以体现在生活的其他方面，拍一套唯美的孕妇照就是不错的选择。并不是只有青春少女才能拍艺术照，也并不是只有结婚时才能去婚纱摄影店。怀孕是人生的特殊时期，当然应该拍一套艺术照，给自己和未来的孩子留下一个永远的纪念。美丽的孕妈妈那一低头的温柔，要多"女人"有多"女人"。

2 组织孕妈妈派对：孕妈妈参加日常聚会有诸多不便：卡拉 OK 肯定不能去了；席间有烟的饭局也会危害腹中胎儿；湘菜、川菜刺激性太强……怎么办呢？与其勉强让别人适应你或者你适应别人，不如和同样的人"混"在一起——对了，组织孕妈妈聚会！既然是生育高峰年，在身边找几个怀孕的朋友一定不是难事。

医生产检时
没空说的

拍孕妇照需要注意的

现在许多婚纱摄影店都可以拍孕妇照，通常是三四个造型，十几张照片，还可制作成相册、书签照、荷包照等。

孕妇照要到怀孕七八个月时拍，肚子越大拍出来越有意义；考虑到孕妈妈容易疲劳，因此最好选择周一、周二等影楼生意较清淡的时段去，等候时间不会太长；请化妆师化淡妆，并尽量缩短化妆时间。

孕妈妈参加派对时需要注意的

1. 孕妈妈聚会一定要选交通方便的，不用走太远的地方。
2. 聚会形式以饭局为主，菜式以清淡的粤菜、潮菜为好，西餐也不错。
3. 聚会环境要好，一定要事先订包房，中餐馆大堂太过喧哗，在这样的环境下聊天容易疲劳。

3 开感性"孕博"：怀孕是生命中难以重复的珍贵经历，当然值得详细记录点点滴滴。开个"孕博"，也是时尚孕妈妈生活的一项内容。那些写得好的"孕博"，既给了博主倾诉的快乐，也给了众多追捧者追捧的快乐。一群志趣相投的孕妈妈通过博客聚集在一起，是一件开心的事。等孩子生下来，"孕博"自然变成亲子博客，让转"正"的孕妈妈互相交流育儿经。如果有条件，生完孩子后将"孕博"中的精品文章汇编成书，更是生命中宝贵的纪念。

开博客是为了调节心情，交流体会，千万不要太过投入，当心劳累伤身。

4 "泡"孕妈妈论坛：孕妈妈论坛是孕妈妈的天堂。在这里，孕妈妈不会孤独，真有点天下孕妈妈是一家的亲切感。但需要警惕的是，网上也有一些负能量和不科学的知识，遇到问题应将书籍、医务人员讲座等作为获取知识的来源。

除了孕情咨询、心事宣泄、广交朋友，孕妈妈还可以买孕期及生产用品、婴儿用品，卖闲置物品，预约产检，甚至可以约上预产期相近的朋友同去某家医院生孩子。

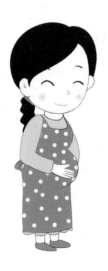
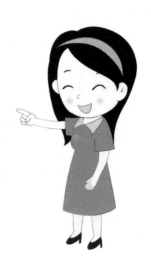

011 孕早期可以运动吗？什么样的运动合适？

孕早期是胚胎着床期，此时胚胎还处在不稳定状态，对于一部分备孕期就有良好运动习惯的孕妈妈而言，此时慢慢进行温和的运动，比如孕期瑜伽，是可以的，但进行孕期瑜伽前也需要征得医生的许可。孕妈妈在自身没有任何先兆流产经历、家族病史的情况下，可以进行以练习呼吸为主的瑜伽运动，比如采用静态靠墙坐角式练习呼吸，这种温和的瑜伽练习体式还可以很好地缓解孕早期的不适。还有一部分孕妈妈在备孕期没有做过任何运动，那么此时不建议进行任何运动，待到孕 16 周宝宝状况稳定后，在医生的许可下，再慢慢进行由弱到强的进阶式运动练习。

012 怀孕了，怎么运动？

运动的好处想必大家都知道，但是怀孕期间应该如何运动呢？理想情况下，应该每天坚持锻炼 30 分钟，选择一些温和的运动，例如散步、游泳、慢跑或瑜伽，重要的是要知道自己身体的极限，量力而行。无论选择哪一种运动方式，都要能够做到在运动时保持平稳的呼吸。如果孕妈妈对于慢跑非常有经验，那在孕早期可以保持原有的运动状态，不过孕晚期跑步时要格外小心，因为怀孕期间韧带和关节相对之前比较松弛，运动时受伤的风险大大增加。在做有氧运动、力量练习或者激烈的运动项目，如打网球、壁球等时，要格外注意安全。此外，孕妈妈还要每天坚持盆底锻炼，可以为应对分娩时的盆腔压力和牵拉力提前做好准备。

孕期适宜进行的运动

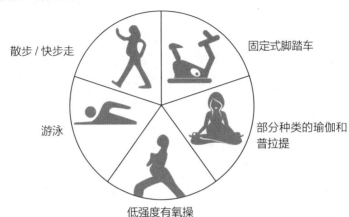

散步 / 快步走

固定式脚踏车

游泳

部分种类的瑜伽和普拉提

低强度有氧操

不是所有运动都适合孕妈妈

　　孕妈妈应选择自己熟悉的运动项目进行锻炼，最好是怀孕之前就十分喜爱及擅长的，动作轻柔、舒缓且没有近距离的肢体接触的项目。像滑雪、溜冰、登山、骑马、打篮球、打网球、打保龄球等运动就不适合孕妈妈，无论怀孕前孕妈妈是否擅长，为了母婴平安，都应该尽量远离这些运动。运动时间不宜过长，每次 45~60 分钟，每周 3~5 次。孕期做运动时，要注意把握运动强度，可通过以下三种方法判断。

　　1. 即刻心率：热身后，即刻（10 秒钟）脉搏数×6，建议目标心率上限不超过 150bpm。

　　2. 对话测试：以运动过程中与人对话的难易程度作为运动强度是否适宜的评价标准。

　　自如谈话＞稍微吃力＞较吃力＞很吃力＞不能交谈

　　一般孕期运动的强度为运动后仍可以完成对话，可能是稍微吃力、较吃力或者很吃力，但是不可以过强到不能交谈；如果运动强度太小，在运动过程中仍可以自如谈话，则也达不到运动的要求。

　　3. 孕妈妈的主观感觉：稍吃力。美国运动医学会 ACSM 推荐，不同年龄的孕妈妈进行有氧运动时目标心率区间为：20~29 岁，135~150bpm；30~39 岁，130~145bpm。

013 怀孕了，散步时注意什么？

　　相对于游泳、固定式脚踏车、低强度有氧操等运动，散步是孕妈妈最常选择的运动方式，因为它非常方便，不会受场地、器械、技能等限制。孕妈妈每天进行一定时间的散步，既可以沐浴阳光、呼吸新鲜空气，又能达到锻炼身体的目的。餐后散步能缓解胃部胀满的不适感，尤其对有妊娠期糖尿病的孕妈妈而言，餐后的运动更为重要。除了一般速度的散步，孕妈妈每天还可以进行 30 分钟左右的快步走。

　　孕妈妈散步时要注意选择安全的地带，最好选择树木花草多的地方，避免交通拥堵、人员稠密的地方，以防出现碰撞；还应根据天气情况选择合适的着装，最好穿棉质衣服，外套可以选择方便穿脱的，这样行走出汗后能将外衣脱掉；鞋子也很重要，要选择厚的软底鞋，不能穿高跟鞋或硬底鞋，以免崴脚或出现足痛等不适；如果有可能，最好有丈夫或家人陪伴；还可以带少量的水，口渴时少量饮用。

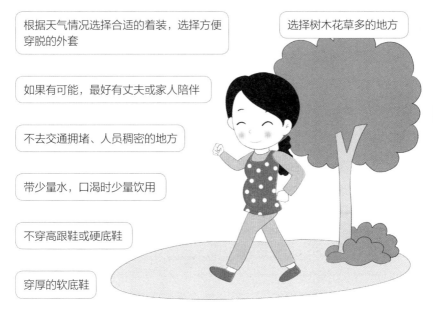

根据天气情况选择合适的着装，选择方便穿脱的外套

选择树木花草多的地方

如果有可能，最好有丈夫或家人陪伴

不去交通拥堵、人员稠密的地方

带少量水，口渴时少量饮用

不穿高跟鞋或硬底鞋

穿厚的软底鞋

014 怀孕了，游泳时注意什么？

游泳作为有氧运动中特殊的一种，对孕妈妈有极大的益处：水的浮力可以帮助孕妈妈支撑怀孕期间增长的体重，水的阻力可以降低逐渐松弛的关节受损伤的概率，水相对于空气具有更良好的传导能力，孕妈妈不必担心体温过度升高，更何况水中运动的乐趣对任何人而言都是不可抗拒的诱惑。

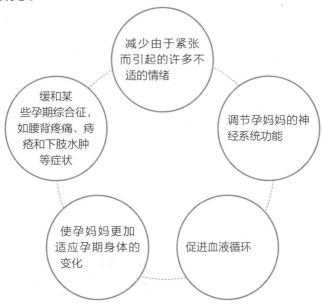

任何体育锻炼都有其适当的限制，游泳也不例外，对于孕期这一特殊阶段，更需加强保健监护。在泳姿选择上，蛙泳相对简单，比较适合孕妈妈，而像蝶泳这样的泳姿，或像跳水这样较为剧烈的动作孕妈妈则要避免。游泳时间也不宜太长，以运动结束不觉得太累为宜。水温最好能够保持在 26~28℃，一方面在这种水温下，肌肉不容易抽筋，也不太容易疲劳；另一方面，这样的水温也不会因为太热而使体温升高。由于孕妈妈对细菌的抵抗能力较弱，因此水质必须保证达标，否则可能引发妇科炎症，一旦用药治疗，可能会对胎儿发育造成影响。

015 怀孕了，做瑜伽有什么好处？

做瑜伽有如下好处：

1 改善血液循补，缓解身体不适：孕期坚持做瑜伽，可以改善孕妈妈的血液循环，加强肌肉的力量和伸缩性，增强髋部、脊柱和腹部肌肉力量来支撑子宫里宝宝的重量，缓解腰酸、背疼，强化关节，预防骨骼耗损和肌肉劳累。

2 呼吸顺畅，身心放松：通过练习瑜伽，孕妈妈可以懂得正确的呼吸技巧和放松方法，从而使自己的心脏和肺部肌肉处于良好状态，为自然分娩和产后恢复打下基础。

3 控制腹部肌肉力量，缩短产程：瑜伽练习锻炼腹部的肌肉，扩张骨盆，这对于减轻分娩过程中孕妈妈的痛楚很有帮助。

4 建立自信，让心态平和：孕期的自信对孕妈妈维持心态的平和是非常重要的，怀孕期间的瑜伽练习可以帮助孕妈妈建立自信，对于自然分娩和产后恢复充满期待，同时能帮助孕妈妈减轻产后的疼痛感和疲劳感。

5 提高注意力，减少焦虑：瑜伽令孕妈妈放松紧张的情绪，提高注意力，使孕妈妈更加了解自己的身体及胎儿发育状况，舒缓产前的焦虑、紧张和恐惧情绪，分娩过程会更加顺利和安全。

6 增强身体的平衡感：通过有规律的瑜伽练习，孕妈妈会发现自己的整个肌肉组织柔韧度和灵活度大大提高了，走路平稳了，即使肚子一天天变大、变沉重，孕妈妈也会感觉到身体有一股平衡的力量在支撑着，不用再为走路打晃、不稳而担心。

7 改善气短和压抑：练习瑜伽有助于控制激素分泌的腺体，促进血液循环，可以很好地控制呼吸，改善胸闷和气短等不适。

8 改善睡眠，消除失眠：练习瑜伽让孕妈妈的睡眠更香，以前怎么躺都别扭的情形不存在了，孕妈妈发现自己很容易入睡，并能一觉睡到天亮。

孕妈妈在练习瑜伽的同时，能够给予胎儿适当而温和的刺激和按摩，增加胎儿对外界的反应，使胎儿更加灵活敏锐、健康成长。

　　做瑜伽时，需要有专业的老师指导。

016 孕期怎么用药才安全？

　　药物对胎儿产生不良影响主要与药物本身的性质、药物的剂量、使用药物的持续时间、用药途径、用药时的胎龄、新生儿对药物的亲和性等因素有关，而其中最重要的因素是用药时的胎龄。由于孕妈妈的用药可能会对胎儿造成伤害，因此孕期用药需要慎重。

　　在怀孕之前或孕早期吃药对胎儿的影响是"全或无"，即或者使胚胎死亡，或者没有副作用，所以如果在孕 7 周做超声检查时有胎心音，就说明吃的药对胎儿影响不大。孕期用药最好先咨询医生。如果孕妈妈患病对胎儿产生的潜在危险大于药物对胎儿产生的危险，或疾病可能危及孕妈妈的生命，要及时用药治疗，并尽量选择相对安全的药物，禁止在孕期试验性用药。

孕期用药的基本原则

❶ 必须有明确的指征，避免不必要的用药。最安全的方法是怀孕期间尽量少用药。

❷ 应在医生指导下用药，不要擅自使用药品。

❸ 孕早期尽量避免用药，病情较轻、容许推迟治疗时，应尽量推迟到孕中、晚期再治疗。

❹ 胎儿对各种药物的易感性与发育时期有关，许多器官都在怀孕 15~60 天易出现畸形。具体来说，心脏在孕 3~4 周最敏感；而外生殖器在孕 8~9 周时最敏感；从孕 3 周到妊娠结束和新生儿期都是大脑和骨骼敏感的时期。

❺ 在不影响疗效的情况下，应选择对胎儿影响最小的药物。

❻ 新药和老药同样有效时，应选用老药。

❼ 有些药物虽可能对胎儿有影响，但可治疗危及孕妈妈健康甚至生命的疾病，此时应遵医嘱充分权衡利弊后使用，并应根据病情随时调整用量。必要时进行血药浓度监测，调节最适剂量。

❽ 有精神性疾病、癫痫或高血压等的女性需要在整个怀孕期间服药，应平衡利弊，选择相对安全的药物。

017 保肝药安全吗？

如上所述，孕妈妈在服用保肝药之前一定要明确药物成分及标签分类，按医生指示服药，即使是非处方药也应如此。当然，服用一些药物对胎儿会有危险，但孕妈妈生病对胎儿的健康也不好，这时候就要折中考虑了。

目前常用的保肝药物有葡醛内酯片、多烯磷脂酰胆碱、腺苷蛋氨酸、还原型谷胱甘肽注射液、复方甘草酸、丹参注射液、门冬氨酸钾镁等。主要作用是减轻免疫反应损伤，协助转化有害代谢产物，改善肝脏循环，促进肝功能恢复。用药期间要严密监测肝功能、凝血功能等指标。患者经治疗后病情好转，可继续妊娠。治疗效果不好、肝功能及凝血功能指标继续恶化的孕妈妈，应考虑终止妊娠。

018 双胎妊娠要注意什么？

接诊要点

1 对双胎妊娠最重要的处理是要明确双胎的绒毛膜性。绒毛膜性指的是双胎之间的绒毛膜的分隔。如果在双胎的两层羊膜之间夹着一层绒毛组织，则为双绒毛膜性双胎；如果在两层羊膜之间没有绒毛组织，则称为单绒毛膜性双胎。

2 绒毛膜性的判断：在孕6~13周末前进行超声检查判断绒毛膜性。

3 医生会告知孕妈妈双胎妊娠的风险：单绒毛膜性双胎的各种妊娠并发症的发生风险为单胎的5~10倍，双绒毛膜性双胎的各种妊娠并发症的发生风险为单胎的2~4倍。单绒毛膜性双胎还有双胎输血综合征等特有的并发症的发生风险。医生应充分履行知情同意原则。

4 一旦诊断为双胎妊娠，一般会转产科高危门诊随诊。

治疗

❶ 在孕 11~13 周进行超声检查，测定各个胎儿的头臀长（CRL）及颈后透明层厚度（NT）。结果异常者转产前咨询门诊。
❷ 注意监测血压、体重和尿蛋白情况，及时发现和诊断子痫前期并给予相应处理。
❸ 孕 28 周以后应适当休息，预防早产。
❹ 无特殊情况者，孕 36~37 周住院，择期进行剖宫产。

围生期保健

❶ 加强营养：应保证营养的质与量，还要注意基本营养素搭配合理。
❷ 预防贫血：常规补充铁剂及叶酸。
❸ 预防流产与早产：加强孕期保护与监护；孕中期注意休息；孕晚期提前 4 周做好分娩前的准备工作。
❹ 预防妊娠期高血压疾病：加强孕期检查，及早发现，及时治疗。
❺ 预防产后出血。警惕新生儿疾病，并为新生儿喂养做好充分的思想和物质准备。

●产科专家微课堂

双胞胎的受孕

双胎妊娠形成的原因有两种：一种是由于两个卵子排出并受精而成，即双卵双胎，这种情况下两个胎儿的基因是不同的，而且每个胎儿都有各自独立的羊膜囊；另一种是单一受精卵所形成的胚胎分裂成两个胚胎，即单卵双胎，这种情况下两个胎儿的基因是相同的。

019 孕期测量体成分有什么意义？

孕期是女性一生中体成分改变最大的时期，孕妈妈体重的增加不仅仅是胎儿重量的增加，还包括母体中血液、组织液、子宫、乳房及体脂肪等的增加。大量研究表明，母体体成分的改变与妊娠的发展情况及结局具有密切的关系。

体脂肪　对于备孕和正在怀孕的女性来说，体脂肪是一个非常重要的指标。孕前体脂过低或过高都会增加不孕的风险。对于备孕的女性，20%~30% 的体脂肪含量是比较健康的。体脂肪含量低于 18% 就可能引起月经不调，从而导致不孕，体脂肪含量高于 50% 也会导致不孕。

体脂肪含量超标不仅会增加不孕的风险，还会增加孕期患多种疾病的概率。对于 BMI 正常的女性来说，脂肪在整个孕期的增量约为 3~4 千克，孕 10 周至 30 周增长较快。孕期增加过多会增加患妊娠期糖尿病等疾病的风险，妊娠期糖尿病又会增加日后宝宝患 2 型糖尿病的风险。但孕期体脂肪也不能增加过少，否则不利于胎儿的生长发育。乳汁是新生儿生长发育所需要的能量与营养素的重要来源，母体的体脂肪过少会影响乳汁的分泌，从而影响新生儿的生长发育。母体的体脂肪含量与新生儿的大小无明显关系，胖妈妈所生的不一定就是胖宝宝。

去脂体重　母体的去脂体重与新生儿体重具有密切的关系，去脂体重较高的孕妈妈所产出的新生儿的体重也较高。因此，去脂体重较高会增加娩出巨大儿和难产的风险。

细胞内、外液与总体水	孕妇在孕期容易发生水肿，水肿情况可以通过细胞外液与总体水的比值进行判断。
无机盐	孕妇在孕期容易缺乏钙等无机盐，这不仅会导致孕妈妈骨质疏松，还会影响胎儿牙齿和骨骼的生长发育。通过对体内无机盐含量的检测，可以判断孕妇体内的无机盐水平。

因此，体成分检测对女性备孕和孕期的健康具有十分重要的指导意义。

 产科专家微课堂

体成分测量

人体主要由水分、蛋白质、脂肪和无机盐四种成分组成，肌肉、水、电解质是良好的电导体，而脂肪是绝缘体。体成分测量主要指计算人体中脂肪组织及非脂肪组织的含量，及其在人体总体重中所占的百分比。

020 监测体重有什么意义?

孕期体重增长作为妊娠这一生理过程进展的结果,不仅与妊娠期糖尿病、妊娠期高血压疾病、胎盘早剥、早产等有关,而且过度的孕期体重增长会增加剖宫产率以及产妇产后体重滞留与肥胖的风险,并对新生儿的近期、远期健康状况产生不良影响。因此,在监测体重的基础上,通过对影响孕期体重增长的生理因素、社会环境因素、个人因素等进行分析,针对孕期饮食、运动、心理等进行个体化干预及管理,指导孕妈妈实现合理的体重增长、改善母胎结局,尤为重要。

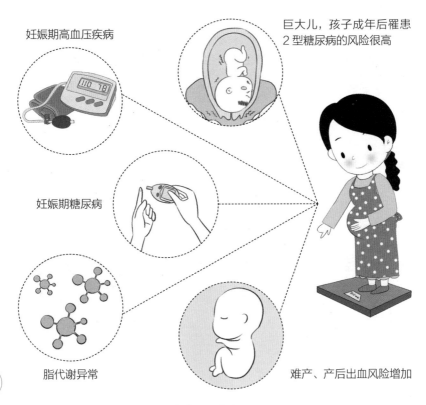

妊娠期高血压疾病

巨大儿,孩子成年后罹患2型糖尿病的风险很高

妊娠期糖尿病

脂代谢异常

难产、产后出血风险增加

注: 胎儿出生时体重超过 4000 克就是巨大儿。

021 你的体重指数标准吗？

体重指数（Body Mass Index，BMI）是用体重（千克）除以身高（米）的平方得出的数值，是目前国际上常用的衡量人体胖瘦程度以及人是否健康的一个标准。目前，美国医学研究院（IOM）的标准如下。

BMI 分类	参考标准
低体重	< 18.5
正常体重	18.5~24.9
超重	25.0~29.9
肥胖	≥ 30

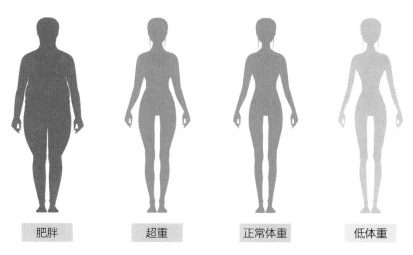

肥胖　　　　超重　　　　正常体重　　　　低体重

注：中国卫生健康委员会关于 BMI 的判定标准为：<18.5 为低体重，18.5~23.9 为正常体重，24.0~27.9 为超重，≥28 为肥胖。

022 我属于低体重，怎么办？

首先，大家需要明确的是：低体重并不代表缺乏营养素，瘦而肌肉含量高比胖而肌肉含量低的孕妈妈更有可能孕育健康宝宝。但是，低体重的孕妈妈还要多多注意以下的"专属"事项。

1 保证营养全面均衡：怀孕的女性如果太过消瘦，身体内的营养素就会极度缺乏，这样在分娩时就会因为体力不支而延长产程。有些微量元素对分娩起着至关重要的作用。比如，多食用含钙高的食物，会使孕妈妈的骨盆更加强健，减少分娩时的疼痛；多食用含锌丰富的食物，能够加快产程。

2 防治贫血：大多数孕妈妈在孕期都容易出现贫血的问题，身体纤瘦的孕妈妈就更应该在孕期及时补血了。在孕期，孕妈妈应当多食用一些黑木耳、红枣、红豆等，这些食物可以帮助补充铁，同时还有滋补强力的功效。此外，牛肝、猪肝、羊肝、鸡肝等食物不仅含铁量比较高，维生素的构成也很丰富，非常适合孕妈妈食用。

3 充分休息：低体重的孕妈妈本来体质就比较弱，因此在怀孕后更需要充分的休息，不要熬夜或加班，也不要焦虑不安，应保持健康乐观的心态。这点对胎儿的健康非常重要。

4 定时进行产前检查：对于低体重的孕妈妈来说，按时进行产前检查，可随时了解胎儿的发育情况，避免流产或胎儿发育不良。

023 我属于标准的体重，可以敞开吃吗？

当然不能！

孕期胎盘分泌的激素有拮抗胰岛素的作用，随着怀孕周数的增加，尤其在孕中、晚期，这些激素分泌量增多，影响也日益增强。同时，母体为适应孕期能量和糖的需求，自身分泌的肾上腺皮质激素、生长激素和甲状腺素也增多，促使碳水化合物代谢率增高，也使血糖上升。为维持正常的糖代谢平衡，需增加胰岛素的分泌，正常的孕妈妈可实现动态平衡。但在胰岛素分泌受限或胰岛功能存在缺陷的情况下，部分孕妈妈会出现胰岛素分泌不足或胰岛素抵抗，致使血中葡萄糖含量上升，为妊娠期糖尿病的发生埋下隐患。

因此，怀孕时本来就比平时容易得糖尿病，如果再敞开吃，岂不是更加大了血糖增高的风险吗？不仅如此，如果孕妈妈没有节制地吃，不控制自己的体重，还会增加其他妊娠并发症的发病率。若是不小心吃了孕期禁止吃的食物或不干净的食物，更会导致不良妊娠结局的发生。

> **医生产检时没空说的**
>
> ### 准确称体重的小细节
>
> 1. 尽量使用同一台体重秤。
> 2. 每次都在同一身体状态下称：体重在一天内的不同时刻会相差1千克左右，如吃饭或喝水前后、睡觉前后、大便前后的体重会有所差异。最好选择在清晨起床排便后、早餐前、沐浴后进行测量，每次选择同样的时间点，能保证测量的准确度。
> 3. 称重时尽量穿着薄厚相当的衣服，以求精准。

024 我的体重属于肥胖，孕期能减肥吗？

肥胖的孕妈妈属于高危产妇。肥胖孕妈妈在孕期、产期可能会遇到以下几个问题：过期妊娠、胎位不正和头盆不称、胎膜早破、巨大儿和肩难产。此外，肥胖的孕妈妈剖宫产率大大增加，手术时麻醉难度大，危险高，产后出血、产后感染的概率均会增加。

所以，肥胖孕妈妈怀孕时须加倍小心，应充分配合医生，尽量减少并发症的发生，在满足自己和胎儿营养需求、保证不出现饥饿感的情况下，通过均衡饮食、控制热量及多做体操、瑜伽等孕期运动来控制自己的体重。

025 各种体型的孕妈妈，孕期应该长多少体重？

孕期的体重管理一直都是很重要的内容。孕妈妈可能不能很好地监测自己的血糖、血压，但是控制体重增长并不困难。想想在怀孕之前，大家肯定也减过肥吧！比起减肥，现在只是让体重长得不那么多、不那么快，应该不难。

至于孕期的体重要长多少，还得根据孕前的 BMI 来定。国内目前没有比较好的关于孕期体重增长的推荐。美国的推荐是这样的。

孕前体重指数 （IOM 标准）	孕期体重 增长总数（千克）	孕中、晚期体重每周 增长数（千克）
低体重（<18.5）	12.8~18	0.51（0.44~0.58）
正常（18.5~24.9）	11.5~16	0.42（0.35~0.50）
超重（25.0~29.9）	7~11.5	0.28（0.23~0.33）
肥胖（≥ 30）	5~9	0.22（0.17~0.27）

现在对孕期尤其是孕晚期要长多少，孕妈妈心里应该有数了。简单来讲，如果孕前不超重，孕晚期基本上每周长 0.5 千克（1 斤）左右；如

果孕前孕妈妈超重或是肥胖，那么孕晚期就控制在每周长 0.25 千克（半斤）左右。

　　控制体重的方法，无非就是注意饮食、定期运动，以及保持健康、规律的生活方式，这无论对孕妈妈，还是对胎儿，都是有好处的。不过，如果胎儿被诊断为宫内生长受限，孕妈妈就要听从医生的建议进行营养补充，此时控制体重就不必那么严格了。

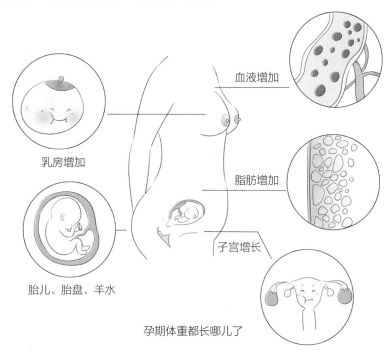

乳房增加

血液增加

脂肪增加

子宫增长

胎儿、胎盘、羊水

孕期体重都长哪儿了

026 怀孕了，能吃罐头吗？

　　孕期应避免食用加工食品。从健康角度来说，食用过多的罐头食品对孕妈妈并无好处。为了延长食物的保存期，几乎所有的加工食品在加工过程中均加入了防腐剂和一定量的食品添加剂，如人工合成色素、香精、甜味剂等，这对于孕妈妈的健康和胎儿的发育非常不利。

从营养学角度来看，罐头食品在生产过程中要经过高热蒸煮杀菌的工序，其营养成分会有很大损失。还有很多罐头中加入了大量盐类，孕晚期吃太多可能会加重孕妈妈水肿。因此，孕妈妈最好还是多吃新鲜食品来补充营养素。

027 怀孕了，要喝多少牛奶？

奶中含有丰富的优质蛋白质、维生素、不饱和脂肪酸、维生素 B_1、维生素 B_2 等，含钙量较高，且利用率也高，是钙的极好来源。孕妈妈每天应饮鲜奶 250~500 克。

028 孕妈妈什么时候开始补钙？

钙是牙齿和骨骼的主要成分，胎儿出生时，其全部乳牙已在牙床内形成，第一恒牙也已钙化，胎儿时期钙的摄入量与牙齿发育好坏有关。如果孕妈妈钙储存不足，胎儿会从母体中"争夺"大量的钙来满足自身的需要，会影响孕妈妈的骨密度，导致孕妈妈出现骨质软化症。孕妈妈缺钙严重，胎儿也可能出现先天性佝偻病。因此，孕妈妈在整个孕期都需要补钙。

胎儿要从孕妈妈体内摄取大量的钙，所以孕妈妈就要多喝牛奶，多吃一些高钙食品，适当进行室外活动，多接触阳光。如果孕妈妈血钙低到一定程度，就会在夜间发生小腿抽筋的情况。一般来说人体每天需要摄取 800 毫克钙，但怀孕或哺乳的女性则需要每天摄取 1000 毫克钙。如果孕妈妈担心没有摄取到足够的钙，可以咨询医生。但千万不要过量摄取钙，因为过多的钙可能会阻碍人体吸收其他的矿物质，还可能会引起便秘或者增加罹患肾结石的风险。

029 怎么推算预产期？

推算预产期的方法有两种。

末次月经计算法

将末次月经来潮的月份减掉 3（不足 3 的加上 9），日期则加上 7（公历）。如果按照农历来算，那么月的计算方法相同，只要将日期改为加上 15（超过 15 的减掉 15）即可。

受精日计算法

如果知道受精日，那么从这天开始经过 38 周（266 天）即为预产期。使用基础体温测算排卵日，即基础体温曲线低温段的最后一日，同房的话受孕概率很高，受精日很有可能就是这一天。这种方法往往比末次月经计算法更加准确。

产科专家微课堂

计算时要结合个人月经周期长短适当进行修正

1. 如果月经周期比较长，比如每一个半月（六周）来一次月经，那么女性的排卵期就可能在月经的第四周，预产期就可能推后两周。

2. 还有的女性月经周期不规律，可能提前一周或者推后一周，那么女性排卵和受孕的时间可能会提前或者推后一周，预产期也可能提前或者推后一周。

3. 还有一种情况，就是把阴道出血误认为是月经，那就需要结合前一次月经时间来综合判断了。

030 为什么我的胎儿大小和孕周不符合?

孕早期超声显示的胎儿大小与孕周是直接相关的,一般来说,胎芽的长度加上 6.5 就是胎儿的实际孕周。如果胎儿大小与孕周不符合,就需要重新核对,推算预产期。

通常预产期的推算和孕周的估计都是以 28 天的月经周期为计算基础的,一般 28 天的月经周期是在月经第二周排卵受孕的。

因此具体计算时还要结合个人月经周期长短,适当进行修正。

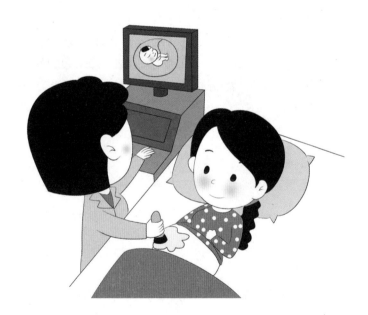

孕1~3月
孕期不适

031 孕吐该怎么应对？

当孕吐最厉害的时候，孕妈妈先把均衡摄取营养丢到一边吧。胃不舒服时，没有什么食物是好的或坏的，尽量吃些想吃的且能让自己感到舒服的东西。

在这里，教孕妈妈一些缓解孕吐症状的方法：

❶ 尽量避开让自己恶心的东西：虽然不存在一个完全不会引起孕吐的生活环境，但有些方法孕妈妈得知道，哪些东西会引起恶心的感觉，以及应该如何避免。

❷ 让每一天有个美好的开始：让轻柔的音乐唤醒自己，尽量以一种愉快且没有压力的活动开始新的一天。

❸ 吃容易消化的食物：吃些能很快转换成热量的食物，避免将唾液吞进空胃里，饭后服用维生素，多吃水分多的食物以减轻肠胃负担，找一种自己觉得有效的口含片，随身携带。

❹ 少量多餐：一日三餐的传统进食习惯，对孕妈妈并不合适。最好是一天6次，不断地吃一些易消化的食物，可以让孕妈妈的胃舒服些。

❺ 吃自己喜欢且觉得舒服的食物：就算不是很健康，只要能吃下去、觉得舒服就行。

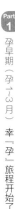

⑥ 想办法让自己吃点东西：有时孕妈妈可能完全没有食欲，但不吃不喝，会更难受，吃些东西吧，不管是什么。

⑦ 出门走一走：不要总待在同一个地方。尽量去工作，可能会让孕妈妈忘记不舒服。

⑧ 自己开车，别让别人开车：孕妈妈专注于驾驶时，很少会感觉不舒服。

⑨ 把家务分配出去：让准爸爸或大一点的孩子分担家务，把让自己舒服和不舒服的事写下来，并贴出来让大家知道。

⑩ 提前做准备：试着避开让自己感到恶心的东西，随身准备一些让自己有食欲的食物。

⑪ 减轻压力：不管出生前还是出生后，宝宝都喜欢一个快乐平和的妈妈。

⑫ 尝试指压法：刺激内关穴（手腕内侧，距腕横纹两指处，腕部两根筋之间的中点），有效且无副作用。

⑬ 穿宽松一点：有东西压迫到腹部、腰部或脖子，都会引发恶心。

⑭ 尽量多睡：睡眠可以缓解孕吐的不适，睡前吃些清淡的食物，避免上床时心中还千头万绪。

⑮ 保持乐观的心情：怀孕是一件非常美好的事情，如果孕妈妈无法将许多事安排妥当，就多提醒自己，最珍贵的礼物就是肚子里的宝贝。

⑯ 调整舒服的姿态：调整身体的重心，尽量避免胃酸逆流刺激食道。饱餐后尽量坐直或朝右侧睡，仰睡最容易引发胃灼热。

032 孕吐多严重需要去医院治疗？

如果有下列征兆，表示孕妈妈可能有脱水现象，应立刻去看医生。

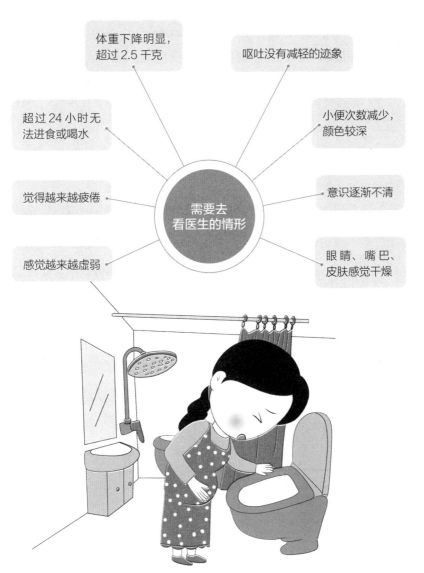

体重下降明显，
超过 2.5 千克

呕吐没有减轻的迹象

超过 24 小时无
法进食或喝水

小便次数减少，
颜色较深

觉得越来越疲倦

需要去
看医生的情形

意识逐渐不清

感觉越来越虚弱

眼睛、嘴巴、
皮肤感觉干燥

Part
1

孕早期（孕1~3月）幸「孕」旅程开始了

033 孕早期阴道出血可能是什么问题?

受精卵在着床的时候会导致阴道少量出血,呈褐色,这是正常现象,不用担心,只要多注意休息就行了。但是如果出血颜色鲜红,甚至在少量出血的同时还伴有腹痛,这种情况就不正常了,可能是宫外孕、早期流产、葡萄胎等异常妊娠,需要尽快就医诊断。

1 早期流产:如果怀孕早期分泌的黄体酮量不够或因其他因素影响胚胎绒毛发育,子宫蜕膜就会剥离出血,并有下腹坠痛,导致流产。

2 宫外孕:受精卵在宫腔外着床发育,逐渐增大,会使血管破裂,可在怀孕前2个月内出现较长时间的暗红色少量出血,一旦出血过多、过久便会危及生命。

3 葡萄胎:这是一种滋养细胞肿瘤,在停经2~3个月或更长的时间内,出现阴道断续性出血,血中可发现水泡状物,多伴有子宫异常。

4 宫颈疾病:包括子宫颈糜烂、息肉、肿瘤等。在怀孕早期可见阴道血性分泌物或性交后出血,伴有白带增多,有恶臭气味。

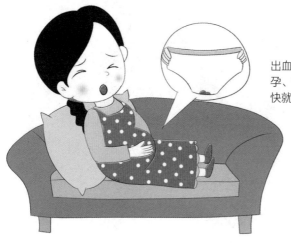

出血并伴有腹痛,有宫外孕、葡萄胎的可能,应尽快就医。

034 孕早期阴道出血怎么办？

孕早期阴道出血最常见的原因是先兆流产，还可能是宫颈和阴道的炎症和病变引起的，也有可能是宫外孕、葡萄胎等异常妊娠引起的。

妇科检查

可以排除非子宫内的因素导致的出血。明确是否为阴道炎症、宫颈息肉、宫颈糜烂甚至是宫颈癌导致的出血，宫颈是否开大以及是否有组织物堵在宫颈口；还可以看到阴道中积血的量以及出血的来源（来自子宫外口还是其他地方）；如果看见完整的妊娠囊、胚胎或绒毛组织，可以诊断为流产。

超声检查

（1）正常情况

妊娠囊最早在孕 5 周时可见。这种早期的妊娠囊只有使用经阴道超声才能看见。在孕 6 周时经阴道超声可看见卵黄囊，这是宫内妊娠的有力证据。在孕 6 周末，经阴道超声可看见一个长 2~8 毫米的、有胎心搏动的胎芽。以上所有经阴道超声图像，均可在一周后由腹部超声探及。

（2）胚胎停育和流产

早期妊娠失败有两个具有诊断意义的超声表现：

可见一个直径约 2 厘米的妊娠囊，但没有胎芽，这是假孕的表现。	可见一个长 5 毫米的胎芽，但没有胎心，这是胚胎死亡的表现。

如果对于超声结果有异议，在患者病情平稳的情况下，可 4~7 天后随诊并重新做超声检查。妊娠囊和胚胎如果存在，应以接近每天 1 毫米的速度生长。这样的话，间隔几日后就能看出变化。

对于超声检查时发现有胎心搏动的孕妈妈，如果出现阴道出血现象，则其发生流产的可能性分别为 2.1%（35 岁以下）和 16.1%（35 岁以上）。

> 完全自然流产时，子宫排空表现为有清晰的"内膜线"，提示子宫壁肌层组织回到正常状态。孕妈妈有排出组织或血块的病史，这可以帮助确定流产是否完全、是否需要刮宫。

> 超声显示有妊娠囊和胚胎，但绒毛和子宫壁之间有血肿时，发生流产的概率为 10%（甚至有胎心显示时），但这一结果受孕妈妈年龄、血肿的量和孕周的影响。

（3）异位妊娠

经阴道超声是诊断异位妊娠的关键方法：

> 明确的宫内妊娠可以排除异位妊娠（除宫内、宫外同时妊娠——很罕见）。

> 子宫外看到妊娠囊和有胎心搏动的胚胎，证明异位妊娠。

（4）葡萄胎

葡萄胎是指妊娠后胎盘绒毛滋养细胞增生，间质高度水肿，形成大小不一的水泡，水泡间相连成串，形如葡萄，亦称水泡状胎块。葡萄胎分为两类：一类是完全性葡萄胎，一类是部分性葡萄胎。在诊断完全性葡萄胎时，超声是诊断的黄金手段，显示子宫内多发小泡状区域，没有胚胎。而在孕早期要诊断部分性葡萄胎则有些困难，因为它有一个胚胎。

035 孕早期阴道出血，医生会做什么？

医生会询问孕妈妈的问题

❶ 停经时间、有无妊娠反应、反应程度如何、既往月经周期、月经量、有无痛经等。

❷ 阴道出血量及持续时间。

❸ 伴随症状，例如是否伴有腹痛，以及腹痛程度和性质。

❹ 是否有流产史或妇科疾病史。

❺ 外界不良因素影响情况：如有无接触有害化学物质、放射线及病毒等。

❻ 孕妈妈患病因素：如有无自身免疫性疾病、内分泌失调、急慢性疾病、生殖器异常等。

医生会为孕妈妈做的检查

❶ 检查是否有贫血貌和（或）休克表现，是否伴有体温升高和（或）心率增快。

❷ 妇科检查：血液来源，是否有血块，宫颈、宫口情况，子宫大小是否与停经月份相符，双侧附件是否有异常。

医生会为孕妈妈开的化验单

❶ 人绒毛膜促性腺激素（HCG）测定。

❷ 孕激素测定。

❸ B超。

❹ 取掉出的组织或者刮宫后的组织做病理检查。

❺ 阴道分泌物检查（少量出血时做）。

❻ 做手术前的化验检查，以备不时之需。

036 孕早期总是感觉小肚子不舒服，怎么回事？

实际上，这种情况一般为怀孕时期的下腹部不适，大都可归因于子宫早期体积增大。但由于怀孕时，逐渐长大的子宫会使得腹腔内的器官受到推挤移位，让一般的下腹部不适与因怀孕而引起的腹部不适难以区别，同时，增大的子宫也会遮蔽可能的肿瘤或病变。因此，即便是小小的不舒服也不应该掉以轻心！

孕早期与怀孕有关的下腹不适中，有些属于正常的生理现象，如因子宫增大而产生的胀痛感，尤其是初次怀孕的孕妈妈感受颇深。这种胀痛感通常不会太厉害，稍事休息就可以好转。

也有一些属于异常状况。

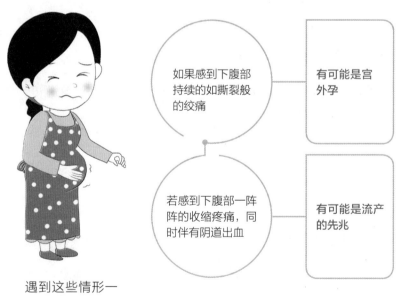

如果感到下腹部持续的如撕裂般的绞痛 → 有可能是宫外孕

若感到下腹部一阵阵的收缩疼痛，同时伴有阴道出血 → 有可能是流产的先兆

遇到这些情形一定要求医就诊，待医生正确判断后给予适当的处置。

037 孕早期超声发现卵巢处有小的无回声区，是囊肿吗？要做手术吗？

孕早期超声发现卵巢处有小的无回声区，可能是卵巢的非肿瘤性病变，主要指瘤样病变，包括黄体囊肿、卵巢冠囊肿和单纯性囊肿等。这类病变有以下几个共同特征：

1. 肿块直径小，一般在 5 厘米以下。
2. 肿块在 B 超检查时表现为囊性肿块，囊肿壁薄，无回声，有时可为多房性改变，囊内分隔均匀，隔薄。
3. 肿块在随访中会逐渐缩小，一些病变如黄体囊肿可以在 2~3 个月内自然消退。卵巢的瘤样病变在孕期一般不需要给予特殊处理，除非出现并发症。

038 孕早期发现卵巢大的囊肿，怎么办？

孕早期发现卵巢大的囊肿，那么可能是在怀孕之前没有做过妇科检查和超声，不知道自己有卵巢囊肿。常见的卵巢囊肿有畸胎瘤、子宫内膜异位囊肿等，医生会建议检查卵巢肿瘤的标志物，如 CA125、CEA 等，如果检查结果正常，则基本排除恶性病变的可能性。

如果为良性病理性的卵巢囊肿，那么就要与妇科、产科医生讨论手术时机的问题，孕妈妈自己要特别留意有没有突然发作的肚子疼，因为随时有可能出现囊肿破裂或者扭转的情况，这时要去急诊，可能需要手术。

Part 1 孕早期（孕 1~3 月） 幸「孕」旅程开始了

039 孕早期发现子宫肌瘤，会出现什么问题？

合并有子宫肌瘤的孕妈妈，要看子宫肌瘤的大小、部位以及孕妈妈的症状来综合分析。

❶ 一般来说，孕期不对子宫肌瘤做处理，定期观察即可。

❷ 患有子宫肌瘤的孕妈妈可能以前就有月经过多的情况，孕期更容易出现贫血。

❸ 在雌激素、孕激素刺激下，孕妈妈有可能出现子宫肌瘤增大的情况。子宫肌瘤迅速增大可能导致肌瘤内部缺血，发生红色变性，表现为局部的腹痛，医生会采取消炎、止痛、抑制宫缩等措施。

❹ 大的或者突向宫腔的子宫肌瘤会使子宫失去正常形态，增加流产、早产的发生概率。

❺ 有的子宫肌瘤可能会阻碍产道，导致难产，孕妈妈需要剖宫产。另外，手术中剔除子宫肌瘤，可能会导致出血增多。

❻ 有子宫肌瘤的孕妈妈分娩时还可能因为宫缩不好而发生产后出血。

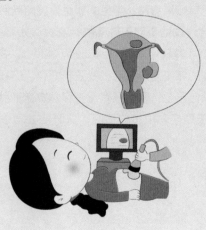

040 孕早期发现子宫肌瘤，该怎么办？

有子宫肌瘤的孕妈妈，更要注意进行产前检查，学习子宫肌瘤相关的知识，了解自己的病情，多跟医生沟通交流；要注意进食富含铁的食物，可以预防性补充铁剂；自己要学会观察子宫肌瘤可能有的情况，正确区分几种腹痛的表现。

另外，不要紧张，不是所有的有子宫肌瘤的孕妈妈都会出现并发症，这只是概率增加的问题，紧张焦虑本身也会增加流产、早产的风险。

最后，并不是所有有子宫肌瘤的孕妈妈都要进行剖宫产，只要肌瘤不阻碍产道，孕妈妈是可以自然分娩的，还有不要为了子宫肌瘤而要求做剖宫产，因为我们并不主张在剖宫产手术期间剔除肌瘤，只有出现影响胎儿的娩出或者宫缩的情况时才考虑手术，还有很多产妇分娩后子宫肌瘤自己就缩小了，根本不需要做手术。

041 孕早期超声发现宫腔积液，该怎么办？

孕早期的宫腔积液和排卵后的宫腔积液性质类似，多为生理性的积液，随着孕周的增大可自然消失，不必进行治疗，建议定期观察。但因其与先兆流产（尤其是妊娠囊位置和形态异常）区别较困难，所以还是建议孕妈妈注意观察有没有腹疼、出血的情况。若有，应及时就医。

孕1~3月 孕期检查

042 既往史就是以前得过的病和做过的手术，具体包括什么？

第一次去医院产科就诊的时候，医生需要了解孕妈妈以前的身体状况，即以前得过的疾病和做过的手术，比如肝炎、结核病、糖尿病、高血压、甲亢、甲减、哮喘、抑郁症、焦虑症、过敏性鼻炎、多囊卵巢综合征、高泌乳素血症、子宫内膜异位症、系统性红斑狼疮、类风湿性关节炎、心脏病、骨折、阑尾切除手术史、子宫肌瘤剔除术史、卵巢囊肿手术史等。医生会根据孕妈妈以前的身体状况请相关专科医生来评估、治疗，了解这些情况对帮助孕妈妈顺利度过孕产期非常重要。

比如系统性红斑狼疮

如伴有蛋白尿、高血压、血小板减少和抗磷脂抗体阳性，容易导致妊娠失败。孕期风湿病患者应当根据病情特点以及并发症情况采取个体化治疗方案。临床医生应在充分权衡利弊后，为患者提供适当的治疗方案，兼顾控制药物毒性和维持孕期病情稳定的需要。许多免疫抑制剂有致畸性，患者必须停用相当长的时间，以清除体内蓄积。然而，在医生的指导下，仍然有不少药物可以以适当的剂量在孕期的合适阶段应用，甚至有些药物（如羟氯喹）停用后反而会增加孕期发生并发症的风险，应该坚持使用。

比如哮喘

需要请变态反应科医生来帮助判断一下过敏原，以及明确如何通过改变生活方式来预防哮喘发作、哮喘发作后的用药方案和发生过敏性休克的应急处理措施，同时还要检查孕妈妈的呼吸功能是否受损，这些均涉及能否继续耐受妊娠。

043 婚育史包括什么？

婚育史就是孕妈妈的婚姻情况，如有没有不育的问题，是否怀孕过，有没有宫外孕、自然流产、早产、难产、引产等经历，前一次怀孕和分娩是否顺利，有没有得妊娠期糖尿病、妊娠期高血压疾病，孩子的出生体重、健康情况等。

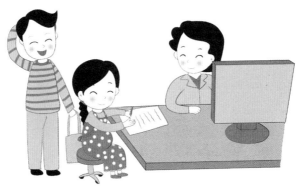

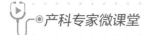产科专家微课堂

生化妊娠不算真正怀孕

理论上讲，生化妊娠不算一次真正的怀孕。生化妊娠就是月经拖后几天，查尿 HCG 呈弱阳性，血 HCG 的数值为几百，有像月经一样的阴道出血。

044 家族史包括什么?

家族史就是指孕妈妈的家族成员的健康情况,包括父母、兄弟姐妹是否患糖尿病、高血压、甲状腺疾病、肿瘤等,以及是否有怀双胎或多胎的情况。

此外,还有一些疾病和表现是医生需要了解的,比如亲属里面有出现下面这些情况:多发异常,面容特殊,智力 / 运动发育迟缓,先天代谢异常(肝功能异常、神经功能异常、低血糖等),矮小,骨关节畸形或其他生长发育障碍,两性畸形,不正常性发育,习惯性流产,不育,运动性疾病(多动、注意力不集中、行为异常),家族肿瘤(视网膜母细胞瘤、肾胚瘤等),家族性或已知的遗传病,等等。

医生越早知道这些情况,越可以尽早帮助孕妈妈进行遗传咨询和评估,降低孕妈妈孕期患病和新生儿患病的风险。

045 孕妈妈为 O 型血,胎儿很危险吗?溶血的可能性有多大?

母婴血型不合主要有两种: Rh 型和 ABO 型。当孕妈妈血型为 Rh 阴性、胎儿为 Rh 阳性时,孕妈妈可因 Rh 抗原致敏产生抗体,此抗体经胎盘进入胎儿血液会引起胎儿溶血。同样,当孕妈妈为 O 型血,胎儿为 A 型或 B 型时,孕妈妈体内可产生抗 A 或抗 B 抗体,抗体进入胎儿血液就会引起胎儿溶血。

实际上,ABO 血型不合的情况并不少见,在所有孕妈妈中占 20%~25%。不过由于胎儿有保护机制,且正常胎盘有屏障机制,真正发生溶血的只有不到 2%。

ABO 溶血症较少会引起胎儿死在子宫内。为防止多次妊娠使孕妈妈血中的抗体越来越多而引起血型不合的危险性越来越高,建议孕妈妈避免人工流产,尤其避免第一胎人工流产,这样可以间接地减少母婴血型不合的问题。

总之，如果孕妈妈有过死胎、头胎新生儿黄疸或原因不明性先天性脑损害经历，同时自己血型为 O 型，丈夫为 A 型、B 型或 AB 型，或丈夫血型为 Rh 阳性，自己为 Rh 阴性，再次怀孕时，就要警惕母婴血型不合导致的溶血症。

对于 ABO 血型不合的孕妈妈，临床上已经不检查抗体了。一般来说，如出现溶血，孩子出生后出现黄疸，可以进行蓝光照射，遵医嘱偶尔换血。

046 什么是 Rh 血型?

人类有两种血型系统：一种是 ABO 血型系统，也就是我们常说的 A 型、B 型、O 型和 AB 型；另一种是 Rh 血型系统，即 Rh 阳性和 Rh 阴性。

凡是血液中红细胞上有 Rh 凝集原者，即为 Rh 阳性，反之为阴性。这样就使 A、B、O、AB 四种主要血型，分别被划分为 Rh 阳性和 Rh 阴性两种类型。

047 Rh 阳性有问题吗?

据有关资料介绍，Rh 阳性血型的人在汉族及大多数少数民族人口中约占 99.7%，在个别少数民族中约为 90%。

而 Rh 阴性血型就比较稀有了，在中国全部人口中只占 0.3%~0.4%，由于此类血源实在太难找到，就像大熊猫一样珍贵，所以被称为"熊猫血"。AB 型 Rh 阴性血尤为罕见，仅占中国总人口的 0.034%。平时这种血型的人和正常血型的人没有区别，但在遇到危险需要输血时往往很难找到血源。

048 第一次发现我是 Rh 阴性血型，该怎么办？

Rh 阴性血型的女性，别忘了给丈夫也查一下血型，他也有可能是 Rh 阴性血型，如果两人是一样的，那宝宝就没有溶血的风险。

如果丈夫为 Rh 阳性，妻子为 Rh 阴性，Rh 血型不合一般不发生在第一胎，因为第一胎怀孕时，孕妈妈体内产生的抗体量较少，还不足以引起胎儿发病。随着妊娠次数的增加，若不予治疗，胎儿溶血症状加重，可能导致流产或早产。

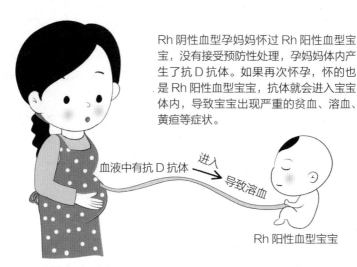

Rh 阴性血型孕妈妈怀过 Rh 阳性血型宝宝，没有接受预防性处理，孕妈妈体内产生了抗 D 抗体。如果再次怀孕，怀的也是 Rh 阳性血型宝宝，抗体就会进入宝宝体内，导致宝宝出现严重的贫血、溶血、黄疸等症状。

血液中有抗 D 抗体　进入　导致溶血

Rh 阳性血型宝宝

Rh 阴性血型孕妈妈

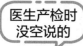
医生产检时没空说的

加入专门收集统筹稀有血型的机构——"稀血网"

推荐 Rh 阴性血型的女性备孕时提前了解这方面的知识，可以加入"稀血网"（中国稀有血型之家）学习一下。网站是为全国稀有血型朋友提供稀有血型献血的互助平台，为稀有血型女性提供稀有血型生育咨询服务，是国内最大的以稀有血型为主题的民间公益性门户网站。

孕妈妈的血型为 Rh 阴性，准爸爸的血型为 Rh 阳性，孕妈妈应该做 Coombs 试验和抗体效价检查，根据检查结果和医生的建议采取相应的措施。

Rh 阴性血型的孕妈妈在怀孕期间要特别注意营养均衡，要补铁，避免自己贫血；不要吃得太多，避免巨大儿，否则会被判定为产后出血高风险。请努力从自身的角度去降低产后出血的可能。

如果孕妈妈想生二孩，需在第一胎产后 72 小时内注射抗 D 免疫球蛋白。需要注意的是，这个抗体针要在体内没有抗体的时候注射，有抗体了就不能再注射了。

产科专家微课堂

Coombs 试验和抗体效价检查

Coombs 试验

患者类型	血球	血清	Coombs 试验
新生儿	Rh 抗原 +	Rh 抗体 -	直接 -
新生儿	Rh 抗原 +	Rh 抗体 + 溶血	直接 +
母亲	Rh 抗原 -	Rh 抗体 -	间接 -
母亲	Rh 抗原 -	Rh 抗体 +	间接 +

抗体效价检查
抗体检查时间: 16 周、28~32 周、32 周以后每个月复查一次

血型系统	抗体类型	滴度	临床意义
Rh 系统	抗 D 抗体	≥1：32	有意义

049 做尿常规怎么接尿？

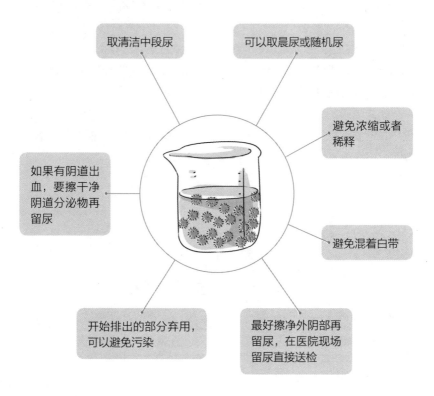

取清洁中段尿

可以取晨尿或随机尿

避免浓缩或者稀释

如果有阴道出血，要擦干净阴道分泌物再留尿

避免混着白带

开始排出的部分弃用，可以避免污染

最好擦净外阴部再留尿，在医院现场留尿直接送检

 ◦● 产科专家微课堂

如有异常，应警惕肾脏疾病

如果出现尿蛋白、红细胞呈阳性，应该查尿沉渣镜检，还要做肾内科的其他检查，警惕有肾脏疾病。

050 如何看尿常规结果？

英文	中文名称	结果
1 SG	比重	1.025
2 PH	酸碱度	6.0
3 WBC	白细胞(中性粒细胞酯酶)	NEG
4 NIT	亚硝酸盐	NEG
5 PRO	蛋白(白蛋白)	NEG
6 GLU	葡萄糖	NEG
7 KET	酮体	NEG
8 UBG	尿胆原	3.2
9 BIL	胆红素	SMALL
10 BLD	红细胞(潜血)	NEG

中国医学科学院
北京协和医学院
北京协和医院
产科门诊
检验报

姓　名　　　　年　龄　39 岁　　　性　别　女
科　别　产科门诊　　诊　断　妊娠状态　　样　本　尿

酮体（KET）

正常结果为阴性（NEG）。如果结果为阳性，提示孕妈妈可能患有妊娠期糖尿病或因妊娠剧烈呕吐而出现消化吸收障碍等。

蛋白（白蛋白）（PRO）

正常结果为阴性（NEG）。如果显示 TRACE，为微量，多为白带污染或尿液浓缩所致，可以多喝水、清洁外阴后留取中段尿重新检查。

尿胆原（UBG）

正常结果为 3~16μmol/L。如有增高，多见于细胞性黄疸溶血疾病；如有降低，多见于阻塞性黄疸。

红细胞（潜血）（BLD）

正常结果为阴性（NEG）。如果显示阳性，则表示有患肾脏疾病的可能。

比重（SG）

正常参考值为 1.005~1.030，大于 1.030 表示尿液浓缩，要多喝水，小于 1.005 表示尿液稀释。这个项目可以评估孕妈妈体内水分的平衡情况，并协助诊断肾脏疾病。

051 尿酮体阳性是什么意思，该怎么办？

当体内的碳水化合物缺乏、必须征用脂肪来供能时，人体就会产生酮体。这种情况一般发生在呕吐频繁的孕妈妈身上，因为她们的营养摄入不足，而营养需求又在增加，最终机体只能征用脂肪供能，出现饥饿性酮症。此种情况也多见于糖尿病患者。

妊娠期糖尿病患者和糖尿病合并妊娠者若血糖控制不理想或胰岛素应用不规范，会发生酮症酸中毒，除出现恶心、呕吐、头痛、腹痛等症状外，还会出现尿酮体阳性。所以这是表示机体处于危险状态的一个指标，必须迅速就医，查明病因，给予必要的抢救措施。

如果孕妈妈有糖尿病的高危因素或是孕早期就诊断有糖尿病，虽然尿糖并不能反映病情，但根据尿酮体可以了解其营养状况。如果孕妈妈在使用胰岛素，但尿中仍出现了酮体，可能是胰岛素控制血糖情况不理想，需要调整用量。如果到了孕中期，孕妈妈还是吐得特别厉害，且尿中出现酮体，那就意味着孕妈妈可能出现了营养不良，需要咨询营养科医生，调整饮食。

052 尿白细胞阳性是什么意思，该怎么处理？

尿常规中白细胞的正常范围是"<5/HP"。如果尿常规结果提示白细胞数量增多，首先要考虑是不是标本污染引起的，如白带污染了尿标本，或者喝水太少、尿液浓缩等。所以应清洁外阴后复查尿常规，留尿时要取清洁中段尿。若孕妈妈有尿频、尿急、尿痛的感觉，且复查结果有异，常见的原因可能是泌尿系统感染，另外，泌尿系统的结石、肿瘤等也可引起尿白细胞增多。

即使孕妈妈有泌尿系统感染，也不要过于担心，可以先多喝水，保持一定的排尿量来冲刷尿道，并且及时就医，留尿做细菌培养，然后医生根据结果处方。是否需要服药及服什么药要考虑到孕周，请一定听从医生的嘱咐。

053 尿红细胞阳性是什么意思，该怎么处理？

尿常规中红细胞的正常范围是"0~ 偶见 /HP"，意思是每高倍镜视野下见到的红细胞很少，几乎没有。因为正常情况下肾脏的肾小球滤过膜是不允许红细胞通过的。离心沉淀尿中每高倍镜视野下红细胞≥ 3 个称为镜下血尿，每升尿液中有 1 毫升血液时即肉眼可见，称为肉眼血尿。

血尿可能的来源有：

❶ 标本污染（阴道出血等）。
❷ 泌尿系统炎症、结石、肿瘤、外伤、畸形。
❸ 全身性疾病。

首先建议孕妈妈复查，清洁外阴，取标本时注意不要让阴道分泌物或血液污染标本。若孕妈妈有不适的表现，且复查结果仍有异，就需要引起重视，及时就医，遵从医嘱进一步查明病因。

054 尿比重高是什么意思，该怎么办？

尿比重是指在 4℃条件下尿液与同体积纯水的重量之比，受尿中可溶性物质的量及尿量的影响，尿比重可用于粗略地判断肾小管的浓缩和稀释功能。一般成人的正常值为 1.005~1.030，晨尿最高，一般大于1.020，婴幼儿尿比重偏低。

尿比重增高，就健康的女性来说，主要是由于喝水少、进食少导致血容量不足引起的，当然也有糖尿病、急性肾小球肾炎、肾病综合征的病理情况，可以多喝水后复查尿常规。

055 血常规检查发现血红蛋白减少，可能是什么原因造成的？

正常孕妈妈的血红蛋白指标应该超过110g/L，如果低于这个指标，则表示贫血，因为孕中、晚期孕妈妈的血容量增加，血液稀释可使血红蛋白含量降低；此外，月经量多、偏食、孕期饮食不均衡，都会增加贫血的风险。最多见的是缺铁性贫血。

056 血常规检查发现白细胞增多是怎么回事？

【参考值】成人（4~10）×10^9/L

白细胞总数的增多主要是受中性粒细胞数量的影响，常见原因有：

1. 急性感染，特别是化脓性球菌（例如金黄色葡萄球菌、溶血性链球菌）感染最常见。
2. 严重的组织损伤及大量血细胞被破坏。
3. 急性大出血。
4. 急性中毒。
5. 白血病、骨髓增殖性疾病及恶性肿瘤。

当然，孕期白细胞计数会轻度增加，一般达（5~12）×10^9/L，有时可达15×10^9/L。临产时及产褥期白细胞计数也会显著增加，一般为（14~16）×10^9/L。主要为中性粒细胞增多，淋巴细胞增加不明显，单核细胞及嗜酸性粒细胞几乎无改变。

057 血常规检查时发现有严重的贫血，下一步要检查什么？

对孕妈妈来说，贫血会导致她的抵抗力下降，使其更易患上感染性疾病；如果贫血情况严重，则易引发妊娠期高血压疾病，还会影响到孕妈妈的心脏，甚至引发贫血性心脏病；另外，妊娠期贫血还会增加孕妈妈在分娩时的死亡率。因此，血常规检查时若发现有严重的贫血，医生可能会让孕妈妈做以下检查。

1 根据血常规结果判断贫血类型，检查孕妈妈体内铁、叶酸、维生素 B_{12}、其他微量营养素的含量以及寄生虫和病毒感染情况等，尽快查找并明确贫血原因。

2 必要时做腹部 B 超，辅助诊断孕妈妈是否有营养吸收障碍的可能。

3 测定血压、炎性指标、肝功能、肌钙蛋白以及心功能等，排除贫血并发症的可能。

4 若贫血随孕期进行性加重，或经补充铁剂治疗后无好转，应做骨髓穿刺检查，排除血液系统的其他疾病。

5 若由其他并发症引起贫血，应做相应的检查。如有黑便时应做便常规及隐血试验，进行钡餐检查或胃镜检查，排除上消化道出血。如有血尿，应检查肾功能及尿常规，排除慢性肾炎的可能。

◉产科专家微课堂

孕妈妈贫血的发病率很高

根据世界卫生组织统计，贫血几乎影响到全世界一半的孕妈妈，发达国家的发病率为 22.7%，而发展中国家的发病率高达 52%。缺铁性贫血是孕期最常见的贫血。贫血的常见原因是营养不良、铁和其他微量营养素缺乏。此外肿瘤和血红蛋白病也会导致妊娠期贫血。

058 血常规检查时发现严重的贫血，该食补还是药补？

首要解决的问题是查明导致妊娠期贫血的原因

只有找准了发病原因，才能阻止贫血的进一步发展。例如失血过多的孕妈妈首先需要解决失血的问题，必要时需进行输血治疗。

最常见的缺铁性贫血

补充铁剂

由于大部分孕妈妈的贫血都是因为体内缺铁而引起的，因此孕妈妈需要补充足量的铁剂。建议孕妈妈在补铁后定期进行血常规和体内铁含量（如血清铁或血清铁蛋白）的检查，以便调整补铁剂量。医生会根据孕妈妈贫血症状的轻重确定复查的间隔时间和次数，孕妈妈遵照医嘱执行即可。另外，需要提醒的是，血红蛋白指标恢复正常后至少持续 4~6 个月方可停药，这样是为了补足体内的铁。

进食含铁丰富的食物，如动物的肝脏、牛肉、虾、谷物等。一般来讲，血红素铁比非血红素铁更容易被机体吸收。

一日三餐中应该有瘦畜肉，每周食用 1 次动物血或畜禽肝肾。此外，还应同时摄入含维生素 C 较多的蔬菜和水果，以提高铁的吸收率和利用率。

达到铁推荐量一日膳食举例

餐次	菜谱	主要原料及重量
早餐	肉末花卷	面粉 50 克，猪瘦肉 10 克
	煮鸡蛋	鸡蛋 50 克
	牛奶	鲜牛奶 200 克
	水果	橘子 150 克
午餐	米饭	大米 150 克
	青椒炒肉丝	猪瘦肉 50 克，甜椒 100 克
	清炒油菜	油菜 150 克
	鸭血粉丝汤	鸭血 50 克，粉丝 10 克
晚餐	牛肉馄饨	面粉 50 克，牛肉 50 克，韭菜 50 克
	芹菜炒香干	芹菜 100 克，香干 15 克
	煮红薯	红薯 25 克
	水果	苹果 150 克
加餐	酸奶	酸奶 100 克

注：依据《中国食物成分表》计算。三餐膳食铁摄入量 32.2 毫克，其中动物性食物来源铁 20.4 毫克；维生素 C190 毫克。

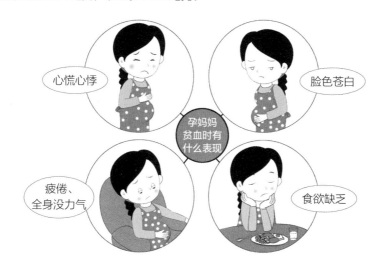

心慌心悸

脸色苍白

孕妈妈贫血时有什么表现

疲倦、全身没力气

食欲缺乏

059 检查出乙肝小三阳，该怎么办？

1 建议做 HBV-DNA、肝功能以及肝脏 B 超检查。如果这三项检查有异常，建议在肝病科医生指导下进行治疗。

2 在整个孕期，要注意做好肝功能的监测，定期检查肝功能。并在怀孕至 7~9 个月时去医院咨询一下，医生可能会为孕妈妈注射乙肝免疫球蛋白，提高乙肝阻断率。

3 怀孕期间孕妈妈一定不要劳累，注意休息，多吃一些高蛋白食物，千万不要担心自己会发胖，这是在为你的身体和即将出生的孩子考虑。同时，一定要保持愉快的心情，不要因为乙肝小三阳而忧心忡忡。

4 分娩方式以产科指征为主。

5 在宝宝出生后 24 小时内注射乙肝免疫球蛋白，同时接种乙肝疫苗第一针；出生一个月后再注射一次乙肝免疫球蛋白，同时接种乙肝疫苗第二针；出生 6 个月接种第三针乙肝疫苗。这样就可以更有效地提高乙肝阻断率。

医生产检时没空说的

什么是乙肝小三阳

乙肝三系检查 HBsAg 阳性，HBeAb 阳性和 HBcAb 阳性，俗称 "小三阳"，表示患者处于息、慢性乙型肝炎的恢复期，乙肝病毒复制减慢，传染性减弱。

060 检查出乙肝大三阳，该怎么办？

妊娠时机的选择

患有乙肝大三阳的孕妈妈，当 HBV-DNA 阳性、肝功能异常或肝功能正常但肝脏有病变时，说明体内的乙肝病毒正在复制和活动，此时怀孕，传染给婴儿的概率极大；而且妊娠还会加重肝脏负担，使肝功能损害加重，导致孕妈妈在孕早期早孕反应加重，孕中、晚期妊娠期高血压疾病的发生率增高，产后出血、切口感染、宫内感染、胎儿流产、死产等的可能性增大。因此，乙肝大三阳患者怀孕前应先到正规医院专科门诊做全面检查，包括肝功能、HBV-DNA、肝纤维化指标、肝脏 B 超等，必要时做肝组织穿刺活检，以明确目前有无肝功能损害以及损害的程度。若存在肝功能损害，应在专科医生指导下采取积极的保肝、抗病毒等治疗手段，使病毒停止复制，最好在转为小三阳、HBV-DNA 呈阴性、肝功能正常后再怀孕。若乙肝大三阳患者无任何症状，检查也确实未发现肝功能受损情况，而本人又迫切想要孩子，那么尽管 HBV-DNA 仍为阳性，其也可以在一定防护措施下怀孕。

医生产检时
没空说的

什么是乙肝大三阳

乙肝三系检查 HBsAg 阳性、HBeAg 阳性和 HBcAb 阳性，俗称"大三阳"，表示患者有患慢性乙型肝炎，或提示乙肝病毒不断复制，有很强的传染性。据统计，有乙肝大三阳的孕妈妈，其新生儿在出生后第一年内成为乙肝病毒携带者的可能性为 90%。另外，妊娠对乙肝大三阳孕妈妈自身的健康也有一定危害。因此，计划妊娠、采取一定措施控制母婴传播是非常重要和必要的。

孕期的注意事项

1 孕妈妈应解除思想负担。首先应把自己当成一个健康的人，照常学习、工作，进行体力范围内的劳动及锻炼，尽量避免生气、郁闷、悲伤等不良情绪，不让自己受凉和过度劳累。另外，向家人讲解乙肝的相关知识，取得家人的理解和配合，消除顾虑和自卑心理，以乐观、豁达和积极向上的心态迎接新生命的到来。

2 在饮食方面，应根据自己的经济条件，尽可能多地食用高蛋白、高维生素、低脂肪、含适量糖的食物，不偏食，不挑食，但应禁烟酒，少吃辛辣、油炸食品。注意勿服对肝脏有损伤的药物，如红霉素类、磺胺类药物及抗结核药、降糖药等。

3 药物及其他医疗措施的应用。目前已证实，联合应用乙肝免疫球蛋白和乙肝疫苗可有效阻断宫内传播。一般自分娩后 6 小时（最迟 24 小时内）为新生儿注射乙肝免疫球蛋白并接种乙肝疫苗，同时在 1、6 月龄分别再次接种乙肝疫苗，1 月龄时还需注射一次乙肝免疫球蛋白。为避免产时传播，分娩时遵医嘱并根据实际情况采用剖宫产，吸尽新生儿口腔及胃内黏液，降低新生儿与乙肝病毒接触的概率。

哺乳劳累及能量消耗增加都会加重产妇的肝脏负担，且乙肝大三阳产妇的乳汁中 HBV-DNA 多呈阳性，具有传染性，为避免产后乙肝病毒

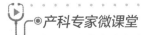
产科专家微课堂

母婴垂直传播的 3 个途径

1. 产前传播：也称宫内感染，即病毒通过胎盘感染胎儿。
2. 产时传播：胎儿在产道中吞咽含乙肝病毒的母血、羊水和阴道分泌物，以及分娩过程中因子宫收缩使胎盘绒毛血管破裂，少量母血渗入胎儿血液循环中均会造成胎儿感染。
3. 产后传播：通过接触母亲唾液、乳汁或因生活上的其他密切接触而传播。

的传播，一般建议这类妈妈停止母乳喂养。有些专家会建议测定乳汁中乙肝病毒 DNA 的含量，再决定是否进行母乳喂养。如果要进行母乳喂养，则要避免乳头破裂出血，这样会增加感染概率。

为保证孕妈妈安全，孕期应密切监护其身体状况，谨防各种妊娠并发症的发生。产时可适当补充维生素 K$_1$ 预防产后出血，加强切口护理，应用对肝脏损害少的广谱抗生素预防感染。

061 HCV+ 意味着什么？

HCV+ 表示丙型肝炎病毒 HCV 复制活跃，传染性强。转阴表示 HCV 复制受抑制，预后较好。

062 如果有 HCV+，下一步该做什么？

若提示 HCV+，应连续观察 HCV-RNA 以及抗 -HCV 的动态变化，二者为丙型肝炎的预后判断指标和干扰素等药物疗效的评价指标。

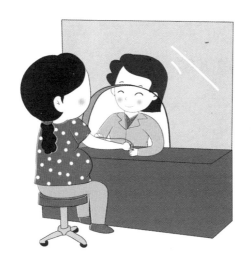

063 孕早期的 NT 检测有什么意义?

NT 是指胎儿颈后透明层厚度,它是胎儿唐氏综合征筛查中最有效的指标,它的增厚还与其他非整倍体(如 18- 三体、13- 三体)染色体异常、主要器官发育异常以及不良妊娠结局有关,例如,自然流产、胎死宫内、先天性心脏病、胎儿其他器官异常(如唇腭裂、膈疝、骨骼发育异常、肾脏发育不良)以及一些遗传性综合征。所以,在孕早期应该通过超声测量 NT,以便筛查胎儿的发育情况。

在绝大多数正常胎儿身上都可看到此透明层,但染色体异常胎儿的颈后透明层会明显增厚。检查时机特别重要,宜选择孕 11~13^{+6} 周,此时头臀长 45~84 毫米。可经腹部或经阴道超声测量,孕 11~13^{+6} 周 98% 以上的胎儿均可测量 NT,孕 14 周则降至 11%。这项检查并不是孕期必做项目,需根据自己情况和医生的建议进行选择。另外,做这个 NT 检测是不需要憋尿的,因为这个时候孕妈妈肚子里已经有羊水了,是能看清宝宝的。

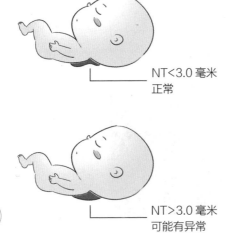

NT<3.0 毫米
正常

NT>3.0 毫米
可能有异常

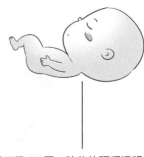

过了孕 14 周,胎儿的颈后透明层就消失了。所以说,这层液体只是胎儿发育过程中的一个过客,类似于小蝌蚪的尾巴一样,长着长着就没了,因此一定不要错过最佳检查时间。

064 NT 为多少算正常?

NT 为多少才算过关呢? 关于这个临界厚度, 有些医院定为 3 毫米, 不超过 3 毫米即视为正常, 而有些医院则告诉 NT 超过 2.5 毫米的孕妈妈要提高警惕。

大可以对你所在的医院(前提是正规医院)放心, 各医院只是根据检查的时间差异而截取不同的参考值。

北京协和医院以 3 毫米为临界值(所以本书中均以此为标准进行阐述), 只要 NT 不超过 3 毫米, 都表示胎儿正常, 无须担心。

065 NT 超过正常值怎么办?

NT 超过 3 毫米就代表胎儿一定不正常吗? 胎儿就不能要了吗? 不是的。我们说过, NT 只是孕早期染色体相关疾病的筛查指标, 一旦出现异常, 就应该做其他检查来进一步证实, 比如说做绒毛穿刺活检进行染色体核型分析或 NIPT(一种无创的基因测序产前筛查方法)。如果这些检查未发现胎儿有异常, 那么可以继续妊娠, 并加强孕期产检。

医生产检时
没空说的

做 NT 检测需要胎儿配合

NT 检测对胎儿的位置是有要求的, 如果胎儿不配合、位置不好, 那么是看不到胎儿的, B 超大夫会建议孕妈妈出去走一走、爬爬楼梯再回来, 其实这就是让胎儿回归正位。甚至有时大夫还会用力压孕妈妈的肚子, 不要怕, 这一般都是因为胎儿睡着了而且位置不好, B 超大夫要把胎儿弄醒或让他翻身。

整个检查在 10~20 分钟, 如果胎儿配合好, 时间可能会更短。

066 得过宫外孕，第一次超声什么时候做？

正常月经周期的孕妈妈大约在孕5周多经阴道超声就可以看到宫内的胎囊。如果月经不规律，第一次没有发现宫内胎囊及宫外的异常肿物，可以等待一周后复查超声，并结合血 β-HCG 及黄体酮指标，来确定宫内或宫外妊娠。

067 孕 7~8 周的超声看什么？

做B超看胎囊大小、位置、形态，其卵黄囊若大于10毫米或小于3毫米或看不到，均提示妊娠结局不良。此时已经可以看到胎囊，有胎芽及胎心的跳动，好的胚胎的胎芽每天增长约1毫米，并可见四肢的小芽雏形，到孕8周左右胚胎就初具人形了。如果发育出现异常，就要采用动态超声监测其发育情况。因为早期胚胎发育异常与胎儿染色体异常及畸形关系密切。

068 第一次超声发现双胎，提示单绒单羊、单绒双羊分别是什么意思？

单卵双胎可分为单绒毛膜囊单羊膜囊和单绒毛膜囊双羊膜囊，及双绒毛膜囊双羊膜囊三种。单绒毛膜囊单羊膜囊指单卵受精卵分裂发生在受精后9~13日，形成一个羊膜腔一个胎盘。单绒毛膜囊双羊膜囊指单卵受精卵分裂发生在受精后4~8日，形成两个羊膜腔一个胎盘。因单绒双羊拥有一个胎盘，可能存在两个胎儿血管的交通支，所以出现双胎输血综合征的概率也会增大。孕期要采用动态超声监测两个胎儿的生长发育情况。

069 第一次超声发现双胎，提示双卵双绒双羊是什么意思？

双卵双绒毛膜囊双羊膜囊指两个卵子同时受精形成两个独立的受精卵，继而形成双绒毛膜囊、双羊膜囊、双胎盘。

070 甲状腺抗体高是怎么回事？

甲状腺抗体主要包括甲状腺球蛋白抗体（TGAb）和甲状腺过氧化物酶抗体（Thyroid Peroxidase Antibodies，TPOAb），是自身免疫性甲状腺疾病的特异性标志物。TGAb、TPOAb 增高，在一定程度上说明甲状腺受到自身抗体的损伤，出现这种情况一般考虑为自身免疫性疾病，如 Graves 病、桥本氏病。

值得关注的是 TPOAb 增高与妊娠关系密切，是发生产后甲状腺炎的危险因素，此外，它还与不孕、人工授精受孕失败、自然流产等相关。孕早期 TPOAb 增高还可能导致后代智力水平降低。而针对 TGAb 增高与妊娠的关系的研究尚不多。

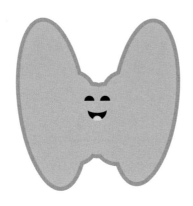

甲状腺

071 TSH 指标高于 2.5mU/L，该怎么办？

由于孕妈妈的特殊生理状况，怀孕期间的促甲状腺激素（TSH）正常值应该比平常要低。美国甲状腺协会建议：孕早期 TSH 正常值在 0.1~2.5mU/L，孕中、晚期应该在 0.2~3.0mU/L。如果 TSH 值超过 2.5mU/L 而甲状腺激素水平正常，则可以诊断为妊娠合并亚临床甲减。

被诊断为妊娠合并亚临床甲减的孕妈妈可进行膳食评估和尿碘检测。碘是人体必需的微量元素之一。机体碘摄入不足，可使脑垂体分泌促甲状腺激素（TSH）增多，但甲状腺激素水平仍处于正常水平。若评估结果提示饮食中碘摄入量低于孕妈妈碘营养参考摄入量（230μg/d），且尿碘水平低于正常值（150μg/d），则妊娠合并亚临床甲减可能由机体碘摄入不足引起。对于这种情况，孕妈妈可将食盐改为孕妈妈碘盐，平时膳食中适当增加海带、紫菜等含碘高的食物，并定期进行甲状腺功能和尿碘水平的监测。

如果 TSH 指标升高不是由于机体碘摄入不足引起的，需及时进行药物治疗。目前主流选择是用左旋甲状腺激素片（优甲乐或者雷替斯）替代治疗，两周后复查，根据情况由医生调整剂量。

072 TSH 指标低于正常值的下限，该怎么办？

当 TSH 指标低于正常值的下限时，应明确是由妊娠合并一过性甲亢引起的生理现象还是由妊娠合并甲亢引起的。

孕期胎盘分泌大量的绒毛膜促性腺激素（HCG），HCG 与垂体 TSH 结构很相似，即 HCG 也有一定的 TSH 的作用，可抑制 TSH 的分泌。当 HCG 分泌显著增多时，大量 HCG（或 HCG 类似物）刺激甲状腺滤泡细胞表面的 TSH 受体，甲状腺分泌甲状腺激素增多，出现甲亢，亦称"妊娠合并一过性甲亢"，同时 TSH 可出现一过性降低。对于这种情况，一般不需要用药物治疗，是正常的生理现象，随着妊娠过程的继续，胎盘分泌的 HCG 逐渐减少，到孕中期可恢复正常。

妊娠合并甲亢也会出现 TSH 指标降低，同时会出现血清 TT4、FT4 增高的现象。有这种现象时，要及时到内分泌科就诊，采取合适的治疗方法。对于非孕妈妈的甲亢治疗目前主要有三种方法：①放射碘；②手术；③抗甲状腺药物。

对于孕妈妈来说甲亢的治疗方式则不同。①放射碘：因胎儿在孕 12 周起就有摄碘功能，放射碘可能会损害胎儿的甲状腺，一旦胎儿发生甲减，造成的危害是难以弥补的，故孕期任何放射性核素检查和治疗都是绝对禁止的；②手术治疗：手术在孕早期容易导致流产，孕晚期容易导致早产，而且只有在甲状腺功能控制在正常范围内的情况下才能进行，所以手术只适合在孕中期甲亢得到药物控制后进行；③抗甲状腺药物：首选丙级硫氧嘧啶。

073 总甲状腺素（TT4）高是怎么回事？

这也是怀孕之后的生理现象。血液中绝大多数甲状腺激素是和结合蛋白结合的，少数呈游离状态。孕期胎盘分泌大量雌激素，刺激甲状腺激素结合蛋白（TBG）糖基化增加，使 TBG 的半寿期延长，血液中 TBG 浓度增加，因此会导致总甲状腺素（TT4）增高，但不会导致甲亢的表现和不适。

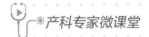 产科专家微课堂

孕前最好做甲状腺功能检查

在备孕阶段，医院孕检要求里会包含甲状腺功能检查，如果孕前没有做这项检查，孕妈在孕 8 周之前最好补做。甲状腺跟怀孕的关系，直白来说就是怀孕可使已有的甲状腺疾病加重，也会增加甲状腺疾病发生的风险，而未控制的甲状腺疾病会影响胎儿的神经和智力发育。妊娠甲状腺疾病对母婴的危害不亚于妊娠期高血压疾病、妊娠期糖尿病等孕期常见病，更可怕的是它早期没有明显的症状，所以即使孕前没有甲状腺疾病，孕期也没有出现甲状腺异常的症状，也应该做甲状腺功能检查。

074 尿碘的检测有什么意义？正常值是多少？

碘是合成甲状腺激素必不可少的原料之一，孕妈妈的碘营养水平直接影响着胎儿和婴幼儿的生长发育。从营养代谢的角度看，孕妈妈正常碘营养水平的生理代谢应是正平衡的，即每日摄入的碘的总量应大于每日排出的碘的总量，而体内排出碘的主要途径是经尿排出（占机体碘排出总量的 85%~90%）。因此，每日的尿碘排泄量基本上可以反映当日的碘摄入量，又由于尿液相对容易获得，所以进行尿碘检测可方便地评估机体的碘营养状况。

目前使用的孕妈妈尿碘正常值为 150~249μg/d（中位数），是世界卫生组织、联合国儿童基金会和国际控制碘缺乏病理事会三个国际组织共同推荐的。

075 尿碘值高于正常值，该怎么办？

尿碘在一定程度上可以反映机体当天碘摄入情况，临床上一般采用一次性随机尿尿碘检测。由于随机尿尿碘检测具有随意性，易受检测前食物（尤其是含碘量高的食物，如海带、紫菜等）摄入情况的影响，如果单次随机尿尿碘值高于正常值，可考虑进行 24 小时尿碘检测，并且需在检测前一周避免食用含碘量高的食物。

24 小时尿碘检测结果仍高于正常值时，可进行膳食评估，如果尿碘值高于正常值是由于摄入过多碘引起的，可通过调整膳食来改善；如果尿碘值高于正常值不是由于摄入过多碘引起的，可进行甲状腺功能（TSH、FT3、FT4、T3、T4）、甲状腺抗体、血清碘等相关指标检测，查明尿碘增高是否由高碘性地方性甲状腺肿、甲状腺功能亢进、甲状腺炎以及服用碘剂（如长期服用胺碘酮等）过量等引起。如为病理性增高，需及时到内分泌科就诊，进行相关治疗。

076 尿碘值低于正常值，该怎么办？

孕妈妈在怀孕期间除要满足自身碘营养需要，还要供给胎儿，因此碘需要量高于普通人群，容易发生碘营养不良。尿碘可反映机体碘的摄入情况，如果尿碘低于正常值，提示可能存在碘摄入不足的情况，可通过膳食评估和相关尿生化检测进行碘摄入量评估，并在膳食中适当增加含碘高的食物进行调整。

077 低碘孕妈妈的饮食该怎么调整？

孕妈妈怀孕后，由于机体循环血量增加、胎盘激素水平变化，需要甲状腺摄取更多的碘，合成更多的甲状腺激素，以维持正常的生理活动。此外，胎儿在孕中期已经具备合成甲状腺激素的能力，因此也需要孕妈妈提供足够的碘。如果母体没有摄入足够的碘，就会影响胎儿的健康，低碘孕妈妈应去营养门诊咨询。日常生活中，首先需要日常食用加碘盐，必要时可改用孕妈妈碘盐。此外，也可以适量补充富含碘的食物（如海带、紫菜等），每周1~2次。只是海带含碘量很高，长期大量服用可能使甲状腺质地变硬，容易被误认为甲状腺肿瘤。

当然，碘并非摄入越多越好，摄入过多会引起碘过量，严重时会导致 TSH 和（或）甲状腺激素（T3、T4）水平异常，从而增加发生甲状腺疾病的危险。中国孕妈妈每日碘参考摄入量为 230 微克，可耐受最高摄入量为每天 600 微克。

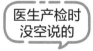

孕期碘的需求

甲状腺激素合成的原料是碘。由于孕期甲状腺激素合成增加，胎儿对碘的需求以及肾脏碘排泄增加，因此 WHO 推荐孕期和哺乳期妇女碘摄入量为 200~250μg/d。美国甲状腺协会（ATA）推荐孕期和哺乳期每天在正常饮食的基础上再补碘 150 微克。

孕1月

1 远离污染物

仔细检查自己的生活环境和工作环境，回忆一下生活习惯，避开影响健康怀孕的危险因素，如辐射、噪声污染及农药和有害化学物质等。

2 尽量远离人员聚集地方

此时，子宫内的胚胎正是发育的关键时期，孕妈妈尽量避免前往人员密集的公共场所，如超市、电影院、医院等人员复杂，细菌、病菌较多的地方，以免被感染。

3 不要随便吃感冒药

在这个月，可能会有类似感冒的症状，不能草率地认为就是感冒而服用药物，因为这很有可能是早期妊娠反应。

4 动作幅度别太大

尽量不要做踮起脚尖、拉伸腹部、手往上够东西的动作，预防不经意间造成的流产。

准爸爸记事簿

1. 创造良好的受孕环境。最佳的受孕环境包括宜人的气候、清洁的居所、清新的空气，这些都能帮助受精卵着床，也有利于胎儿的生长发育。

2. 选择恰当的受孕时间。选择夫妻双方情绪高涨、体力充沛的时机受孕，有助于创造高质量的后代。

3. 充当孕期调和剂。怀孕的准妈妈会有身体不舒服、情绪低落等表现，准爸爸要做好调解工作，让准妈妈心情舒畅。

孕2月

1 确认怀孕

这个月，如果月经没有按时来"拜访"，孕妈妈就要测量一下体温，再用早孕试纸测试一下，若有疑似怀孕的征兆，别忘了去医院确认一下，尽早为迎接胎儿的到来做准备。

2 准备携带止吐食物

恶心随时会到来，要多准备一些能让自己感到舒服的食物，如饼干、坚果或抗酸咀嚼片，记得随身携带。

3 别紧张，保持轻松

研究发现，孕妈妈如果长期处于紧张状态，容易影响胚胎发育，还会增加宫外孕发生的概率。因此，孕妈妈应保持轻松愉悦的心情。

4 及时排尿

尿频是孕妈妈最常见的症状，那是子宫压迫膀胱的结果，平时注意适量补充水分，尽量不要憋尿，以免造成膀胱感染。

准爸爸记事簿

1. 作为丈夫的你，应多体谅孕妈妈。胎儿正处于快速发育阶段，各个器官在不断分化形成，孕妈妈愉快的心情是最好的胎教。
2. 给予安慰是你应该做的。孕妈妈可能无缘无故地流泪，这其实是孕期体内激素变化导致的。
3. 平时多注意和孕妈妈的沟通，乐观地共同面对各种问题。

孕3月

1 妊娠反应更严重了

本月各种妊娠反应，如孕吐、腹泻等症状会达到高峰。有的孕妈妈会因为孕吐减重3~4千克，但也有因贪吃而增长5~6千克的。这都是正常的，不必担心。但要警惕在短时间内体重迅速下降和剧烈呕吐，如发生此种情况要及时去医院检查。

3 关注体重

孕妈妈可以在家里备一个体脂秤，每天清早检测体重，将检测体重作为每天的作业。

2 会有轻微的水肿出现

水肿是孕妈妈在孕期最常见的现象。虽然水肿多发生于孕晚期，但是也有不少孕妈妈在怀孕初期就有下肢水肿的情况，不过经过平卧休息，一般都能缓解。

4 充分休息

如有头痛现象，建议保证足够的休息和良好的睡眠。如有持续的头痛，需要查明原因。

5 乳房护理是必修课

此时，孕妈妈的乳头变得敏感、柔软，可尝试穿运动胸罩，会舒服很多；坚持每天清洗乳头，保持乳房清洁。

准爸爸记事簿

对胎儿进行语言和音乐胎教的良性刺激。到孕3月末，宝宝的听力开始发育，妈妈爸爸在聊天时别忘了跟你们的小宝宝打声招呼，选择优美的乐曲放给他听，绘声绘色地给宝宝讲故事。

孕1~3月
营养和胎教

孕1月
所需关键营养

补充叶酸	保证蛋白质的摄入	补充锌
• 叶酸能预防脊柱裂，怀孕之前三个月就应该开始补充，怀孕后仍要注意叶酸的摄取和补充。 • 各种绿色蔬菜和柑橘类水果等。	• 胚胎的顺利着床和发育都需要蛋白质的支持。 • 瘦肉、鱼、蛋、奶以及大豆等。	• 孕妈妈缺锌会降低自身免疫力，供给充足的锌，可避免孕妈妈免疫力降低影响胚胎发育。 • 牡蛎、扇贝、蛤蜊等海产品。

情绪胎教 ●●●

摆脱激素变化带来的不良情绪

孕1月
暖心胎教

　　这个阶段孕妈妈情绪波动最严重，但无论如何都要让自己保持平静和愉快。孕妈妈可以重拾以前的爱好，也可以培养新的爱好，读一读优美的诗歌、散文等。

孕 2 月
所需关键营养

补充充足的叶酸	避免缺乏 B 族维生素	注意摄取碳水化合物
• 此时胚胎的脑细胞增殖迅速，最容易受致畸因素的影响，要补充足够的叶酸以预防神经管畸形。 • 各种绿色蔬菜和柑橘类水果等。	• B 族维生素尤其是维生素 B_6、维生素 B_1，可以改善孕吐症状，还能缓解疲劳、稳定情绪。 • 各种谷物杂粮。	• 孕妈妈体内缺乏碳水化合物会导致出现酮症，严重损害胎儿的大脑发育。 • 米、面类主食，全麦面包等。

日记胎教 •••

孕 2 月
暖心胎教

将消极想法转变为积极想法

怀孕期间，体内激素会发生变化，孕妈妈在一天内可能会时而感到忧郁，时而感到幸福，情绪起伏不定。在这种情况下，孕妈妈最好养成写日记的习惯，在写日记的时候可以多想想将要出生的宝宝，借此让自己逐渐进入平静的状态。

孕3月
所需关键营养

充足的碳水化合物	储备足量的碘	保证蛋白质的摄入
• 注意碳水化合物的补充，以免出现酮症。 • 米、面类主食，全麦面包、全麦饼干等。	• 孕妈妈缺碘会导致胎儿甲状腺功能低下，影响中枢神经系统，特别是大脑的发育。 • 碘盐，海带、紫菜等海产品。	• 胎儿的神经系统开始发育，需要蛋白质的滋养。摄入足够的蛋白质还可以避免因蛋白质缺乏导致的胚胎发育不稳定。 • 瘦肉、鱼、蛋、奶等。

学习胎教 ● ● ●

注重对耳朵、眼睛和大脑的刺激

科学证实，胎儿从一开始就具有记忆能力，对孕妈妈的感觉也有明显的反应，胎儿是有学习能力的。孕妈妈欣赏名画和音乐等，不但可以让自己心情愉悦，还能够将欣赏到的美妙事物传递给胎儿，这样就能在胎儿大脑中形成最初的印象。

孕1~3月 怀孕手记

生理心理变化	体重		孕早期孕妈妈的开心照片或B超胎儿照片
	胎心		
	有无出血状况		
	有无生病		
	妊娠反应		
产前检查	检查结果		
	我的反应		
	丈夫的反应		
	我咨询的问题和得到的解答		
	服用药物情况		
	让胃感到舒服的食物		

我遇到的困惑
和得到的解答

- -

趣言趣事

- -

和其他孕妈
妈交流经验

- -

宝宝，妈妈
想对你说

- -

孕早期感想

- -

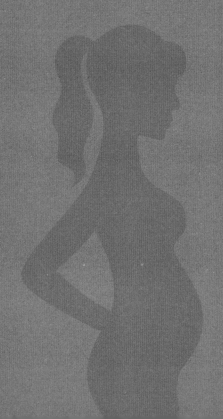

Part 2

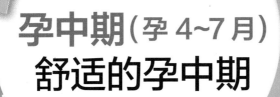

孕中期(孕 4~7 月)
舒适的孕中期

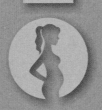

孕4~7月
孕妈妈和胎儿的变化

孕妈妈

孕4月

子宫： 小孩头部大小
胎重： 约 110 克
胎长： 约 16 厘米
顶臀长： 约 12 厘米

❶ 乳房明显胀大，乳晕颜色加深且直径有所增大。
❷ 下腹部微微隆起，腹围增加约 2 厘米。
❸ 子宫壁厚厚的肌肉延伸着，开始挤占空间。
❹ 胎盘已形成，羊水快速增加。

孕5月

子宫： 成人头部大小
胎重： 约 320 克
胎长： 约 25 厘米
顶臀长： 约 16 厘米

❶ 乳房不断增大，乳晕颜色继续加深。乳房分泌浅黄色液体，为哺乳做准备。
❷ 臀部更加丰满，外阴颜色加深。
❸ 下腹部明显隆起。
❹ 子宫底的高度约与肚脐平齐。

胎儿

❶ 眼睛：眼睑长成，且覆盖在眼睛上。

❷ 毛发：脸上出现细小的绒毛，身体覆盖着细小松软的胎毛。

❸ 骨骼和肌肉：慢慢发达。

❹ 肾和输尿管：发育完成，开始有排泄现象。

❺ 四肢：胳膊和腿能做轻微活动。

❻ 内脏：大致发育成形。

❼ 心脏：通过超声可检测到胎心音。

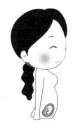

❶ 大脑：仍在发育着。

❷ 头发：长了一层细细的异于胎毛的头发。

❸ 眉毛：开始形成。

❹ 四肢：骨骼和肌肉发达，胳膊和腿不停地活动着。

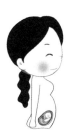

孕6月

子宫： 子宫底高度
20~24 厘米
胎重： 约 630 克
胎长： 约 30 厘米
顶臀长： 约 21 厘米

❶ 孕妈妈身体越来越笨重，子宫也日益增大，上楼时会感觉到吃力，呼吸相对困难。
❷ 胸部越来越丰满，此时，需要对乳头进行适当的按摩。
❸ 小腹明显隆起，一看就是孕妈妈的模样。
❹ 偶尔会感觉腹部疼痛，这是由于子宫韧带被牵拉导致的。

孕7月

子宫： 子宫底高度
24~28 厘米
胎重： 约 1000 克
胎长： 约 35 厘米
顶臀长： 约 25 厘米

❶ 由于大腹便便，孕妈妈重心不稳，所以在上下楼梯时必须十分小心，应避免剧烈的运动，更不宜做压迫腹部的动作。
❷ 有可能会出现轻度下肢水肿，这是孕妈妈常见的一种现象，对胎儿的生长发育及母体的健康影响不大。
❸ 到了孕中、晚期，腰酸、大腿酸痛、耻骨痛等症状都有可能出现，还容易发生尿频。

① 大脑：快速发育，皮层褶皱并出现沟回，以给神经细胞留出生长空间。

② 脐带：胎儿好动，有时会缠绕在身体上，但并不影响胎儿活动。

③ 皮肤：有褶皱出现。

④ 肺泡：开始形成。

⑤ 手脚：能把手臂同时举起来，能将脚蜷曲起来以节省空间。

⑥ 活动增多：胎儿的活动越来越频繁，并且开始出现吞咽反应。

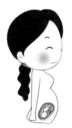

① 器官：皮肤皱纹会逐渐减少，皮下脂肪仍然较少，有了明显的头发。男宝宝的阴囊明显，女宝宝的小阴唇已明显突起。脑组织开始出现皱缩样，大脑皮层已很发达，能分辨妈妈的声音，同时对外界的声音已有所反应；视网膜已经形成。

② 四肢：胎儿的四肢已经相当灵活，可在羊水里自如地"游泳"，胎位不能完全固定，还可能出现胎位不正。

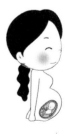

孕 4~7月 日常保健

078 开始有胎动了，自己需要做些什么？

每一次胎动都是胎儿要求和妈妈建立连接的信号。胎儿住在妈妈的子宫里，和妈妈共用一个代谢系统，本身就是"一体"的。但同时胎儿作为一个独立个体，拥有属于自己的感觉器官。他希望不但在生理上（身体上）和妈妈连接在一起，精神上也能和妈妈在一起。正如恋爱中的情侣一样，情感交流有问有答，亲吻拥抱建立感情。胎儿通过胎动向妈妈传递信号，希望妈妈给予回应，和自己建立更加深厚的情感。

所以孕妈妈在感知到胎动时，请对你的宝宝说："你在和我交流，妈妈好开心，谢谢你，宝宝！"并同时可以触摸胎动的部位并告诉宝宝："宝宝，你在踢妈妈，妈妈好喜欢。下次妈妈想和你交流的时候，按这个位置，你也可以再踢妈妈，和妈妈互动。谢谢你，宝贝，让妈妈感觉到安心和幸福！"如果胎动时妈妈正处于忙碌中，也可以对宝宝说："妈妈收到你的信号了，谢谢。但妈妈现在有点儿忙，请稍等一下，妈妈忙完就和你一起互动，一起玩。"然后孕妈妈要遵守承诺，忙完及时和宝宝互动，并夸奖宝宝可以配合等待自己。如果孕妈妈这样做，宝宝就不会感觉到被妈妈冷落，也不会觉得孤单寂寞。

079 孕期比较适合的瑜伽呼吸方式有哪些？

孕期比较适合的呼吸方法是乌加依呼吸法，也就是瑜伽里经常说的喉呼吸。训练方法如下：自然吸气，吐气时锁紧喉头，慢慢呼出气体。孕妈妈基础体温稍高，可以通过鼻吸嘴呼的方式去练习，呼气时感觉喉头有发出海潮般的声音，或者像吹蜡烛一般慢慢呼出气体。

初次练习孕期呼吸的步骤：

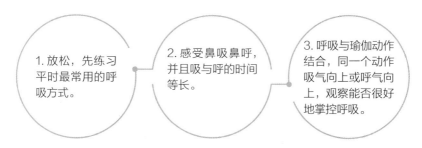

1. 放松，先练习平时最常用的呼吸方式。

2. 感受鼻吸鼻呼，并且吸与呼的时间等长。

3. 呼吸与瑜伽动作结合，同一个动作吸气向上或呼气向上，观察能否很好地掌控呼吸。

080 孕妈妈在孕期情绪波动很大，担心会影响到胎儿，有哪些有效的解决方法？

孕期胎教的作用在于，帮助孕妈妈和胎儿建立情感连接。通过这种连接，孕妈妈可以获得更多安心、放心的体验，胎儿则从胎内就感受到孕妈妈的爱从而建立起安全感。孕期身体内激素水平的变化，会让孕妈妈变得更加敏感。

首先，孕妈妈要了解到这一点，当自己有莫名情绪时，要接纳自己的感受和情绪，不要急着谴责自己。通常当我们可以接纳自己的情绪时，情绪会很快放松和平复下来。接下来冷静地想想：自己为什么会生气、紧张、恐惧？是什么原因引起的？

接下来，用一种适合自己的方式把这种情绪释放出来。最后，告诉胎儿："妈妈现在已经没事了，你也可以放心了。"用妈妈的理性安抚胎儿的情绪。

081 胎儿的大脑发育速度非常快，怎么做才可以很好地满足胎儿大脑发育的需求？

专家认为，胎儿的大脑是以右脑工作区域为主的。右脑区域的特点是对图像、声音、节奏和韵律等信息敏感。所以孕妈妈可以将任何想要传递给胎儿的信息，转变为图像或有节奏的形式，同时保持放松的心情，这样胎儿就可以有效地接收到来自妈妈的信息了。

082 宝宝安全感的建立源于胎儿时期，孕妈妈应该如何增强胎儿的安全感？

首先，需要确认胎儿的身份，给他起一个小名，并且在每次和胎儿互动的时候用这个名字称呼他，让他产生存在感和价值感。其次，通过孕妈妈本身的言行一致告诉胎儿："妈妈可以照顾好自己，来保证他有个优质的生存环境。"举例：有的孕妈妈正好赶上公司装修，已经闻到了很大的污染气味，但觉得戴上口罩应该就没事，并没有立刻离开有污染的环境，大家觉得这样的孕妈妈是懂得照顾好自己的妈妈吗？试问胎儿在你子宫里面可以放心地发育吗？胎儿的安全感源于"妈妈安全了，自己就安全了"。

083 有哪些有效的情绪疏导方法，可以帮助孕妈妈以放松平和的心态孕育胎儿？

分享一下情绪疏导方法：孕期体操练习至微微出汗、找朋友倾诉、随意涂鸦、如果很想哭可以哭……每个人的情绪都是需要被接纳的。所以请先接纳自己的任何情绪，然后再找出属于自己独特的疏导方法。

孕 4~7 月
孕期不适

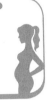

084 怀孕了，便秘怎么办？

① 养成每天在固定时间排便的习惯，以避免粪块过度硬化。

② 改变饮食结构，少吃容易上火的食物，多吃蔬菜、水果等含纤维素、维生素 C 丰富的食物，如玉米、高粱、小麦、麦麸、燕麦、核桃仁、松仁、杏仁、芹菜、菠菜、卷心菜、白菜、油菜、扁豆、香蕉、牛奶、酸奶等，可以清洁肠道，加快新陈代谢，防止便秘。

③ 每日清晨饮一杯温水，可以有效改善胃肠功能，增加胃肠道平滑肌的动力。

④ 如果上述方法效果不明显，建议食用芝麻、山药、香蕉、红薯等具有润肠作用的食物。

⑤ 尽量少吃辛辣食物，减少对肠道的刺激，可以在一定程度上改善便秘及痔疮。

085 怀孕了，尿频怎么办？

为了供给胎儿，孕妈妈体内血液量增加到了平时的两倍。为了使机体处于最佳状态，孕妈妈的代谢系统也产生了相应的变化。怀孕期间，孕妈妈要确保每天喝至少 2 升的水。饮水量增多以及逐渐增大的子宫对膀胱的压迫会让如厕更加频繁。

面对这些情况，孕妈妈一定要及时排尿，平时多做一些收缩盆底肌肉的运动，加强盆底功能。如果有条件，孕妈妈可以做尿动力学检查，通过检查来更准确地进行盆底功能的训练。当然，尿常规的检查也非常重要，可以及时发现尿频是否由泌尿系统感染造成，避免延误治疗。

086 孕期血糖多少算达标？

孕期血糖控制满意标准：孕妈妈无明显饥饿感，空腹血糖控制在3.3~5.3mmol/L；餐前30分钟为3.3~5.3mmol/L；餐后2小时为4.4~6.7mmol/L；夜间为4.4~6.7mmol/L。

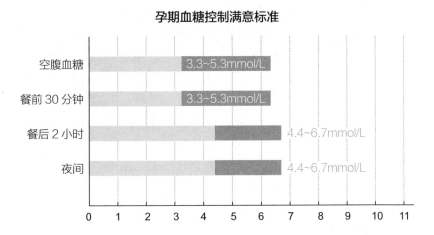

孕期血糖控制满意标准

087 患上妊娠期糖尿病，该怎么办？

妊娠期糖尿病对孕妈妈及胎儿有诸多影响，会导致孕妈妈的恐惧感和焦虑感增加。一方面是对自身的焦虑；另一方面是担心饮食控制、胰岛素药物的应用会影响胎儿的正常发育或导致胎儿畸形。而孕期反复进行血、尿检测以及必要的入院检查和治疗则进一步加重了孕妈妈的心理负担。

因此，一旦确诊为妊娠期糖尿病，医生就应对孕妈妈和家属进行卫生宣传教育。既要使孕妈妈了解妊娠期糖尿病对自身、胎儿和新生儿的影响，提高对此病的重视程度，又要使其认识到良好的血糖控制能预防母婴并发症的发生。同时，医生要与家属合作，帮助孕妈妈减轻心理负担，澄清错误观念，鼓励其正确对待疾病。

088 得了妊娠期糖尿病，该怎么运动？

运动前要进行一般问诊和体格检查：确定适应证，排除禁忌证；结合个人日常生活、工作情况，运动习惯和爱好等制订适宜的运动治疗方案。运动量的制订应考虑运动的有效性和安全性，即运动锻炼不仅应具有一定的运动强度和运动量，以达到治疗的目的，又要符合一定的安全性，避免意外情况的发生。

⌒◉ 产科专家微课堂

运动对妊娠期糖尿病患者有益

目前认为，怀孕期间适当参加户外有氧运动，有助于降低外周组织胰岛素抵抗，减少胰岛素用量。孕妈妈在怀孕 4 个月后，不能做仰卧位运动，运动时间每次不能超过 15 分钟，心跳每分钟不要超过 140 次。对于有妊娠期糖尿病的孕妈妈来说，中／慢速步行是一种简单易行、安全有效，且特别适合的运动方法，不受时间、地点的限制，运动强度较小。步行时应选择在公园、花园、林荫道等环境幽静、空气新鲜处进行。步行时全身放松，身体重心放在脚掌前部。步行运动量的大小由步行速度和步行时间决定。一般每分钟 90~100 米为快速步行，每分钟 70~90 米为中速步行，每分钟 40~70 米为慢速步行。开始宜用慢速步行，适应后再适当提高步行速度。另外，若孕妈妈已有明显的高血压、心脑血管并发症、增殖性视网膜病变、糖尿病性肾病和自主神经病变的症状，应避免运动为好。

2 运动中要遵循循序渐进的原则：运动量由小到大，运动时间由短到长，使身体逐步适应，并在运动中逐步提高运动能力；遵循长期坚持的原则，运动锻炼越久，效果越明显。长期不运动的孕妈妈，初次运动后会感到小腿和大腿部肌肉酸痛，这是运动后肌肉内乳酸积累而引起的肌肉酸痛，一般不需特殊处理，2~3 天即可自然消失。

3 充分了解运动时的天气情况和自身情况，最好能有家人或朋友陪伴。

4 运动后应做放松活动，以加速代谢产物的排泄，加快体力恢复。运动后如出汗较多，不宜马上洗冷水浴或热水浴。

5 运动锻炼需注意选择时间，通常以餐后锻炼为宜。

089 得了妊娠期糖尿病，该怎么吃？

控制好总热量

妊娠期糖尿病理想的饮食控制目标：既能保证和提供孕期需要的热量和营养，又能避免餐后高血糖或饥饿性酮症的出现，保证胎儿的正常生长发育。多数妊娠期糖尿病患者经合理的饮食控制和适当的运动治疗，均能将血糖控制在合适范围内。孕早期糖尿病孕妈妈需要的热量

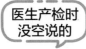

妊娠期糖尿病一日门诊

妊娠期糖尿病一日门诊采用授课、图片展示、亲自体验相结合的健康教育形式，为"糖妈妈"讲解食物交换份的使用方法、膳食调节方法、血糖的自我检测方法以及运动的选择等相关知识。

"糖妈妈"经过营养师和护士连续9小时的护理，体验固定膳食能量标准餐的食物搭配和食物量，检测一天的血糖水平，接受运动指导，得到专家的综合意见，从而学会有效的自我管理方法，养成健康的生活方式，确保母婴健康。

与孕前相同。孕中期以后，每日所需热量增加 200 千卡，其中糖类占 50%~60%，蛋白质占 20%~25%，脂肪占 25%~30%。但要注意避免过分控制饮食，否则会导致孕妈妈出现饥饿性酮症及胎儿生长受限。

少食多餐，加餐不加量

少食多餐可以避免因一次进食过多而导致的胰岛负担过重，也可以避免血糖突然升高，还可以避免因饥饿而产生的低血糖反应。可以在三次正餐之间添 2~3 次加餐，但要注意全天的总热量是不变的，加餐不是要额外增加热量，而是要从正餐中减少一部分热量用于加餐，即加餐不加量。在加餐的选择上要尽量避免纯碳水化合物食物，比如米饭、馒头、点心类食物，应选择含优质蛋白质较多的奶及奶制品、豆及豆制品等。

食用血糖生成指数低的主食

精米、精面的血糖生成指数高，食用后极易导致血糖波动，因此有妊娠期糖尿病的孕妈妈应减少这类食物的摄入，应增加全谷物，比如燕麦、荞麦、糙米、红豆、绿豆等粗粮杂豆类的摄入。这些食物含有大量膳食纤维，可延缓血糖升高。

最好不喝粥，一定要喝就选燕麦粥

妊娠期糖尿病的孕妈妈是不适合喝粥的，因为谷类经过长时间的熬煮，变得黏稠，析出的糖分多，这其实就是淀粉糊化的结果。而淀粉越糊化，生糖的速度就越快，非常不利于血糖的稳定，尤其是纯白米粥，血糖生成指数非常高。所以对于有妊娠期糖尿病的孕妈妈来说，喝粥这种习惯是需要改变和放弃的，如果一定要喝粥，建议选择燕麦粥。燕麦本身含糖量并不高，还含有 β - 葡聚糖成分，有助于平稳血糖。

090 得了妊娠期糖尿病，平时该怎么监测血糖？

孕早期的妊娠反应可能给血糖控制带来困难，孕妈妈应密切监测血糖变化，及时调整胰岛素用量，以防发生低血糖。孕前就患有糖尿病的孕妈妈需每周检查一次直至孕 10 周。孕中期应每两周检查一次，一般在孕 20 周时胰岛素需要量开始增加，需及时进行调整。每 1~2 个月测定肾功能及糖化血红蛋白含量，同时进行眼底检查。孕 32 周以后应每周检查一次。注意血压、水肿、尿蛋白情况。注意对胎儿发育、胎儿成熟度、胎儿状况和胎盘功能等进行监测，必要时及早住院。

091 采集指尖血很疼吗？

通常情况下，采集指尖血测血糖一般选择扎左手无名指，此处感觉神经相对缺乏。扎针时护士会将你的无名指捏紧，快速进针，你可能只有轻微疼痛感。而且，无名指在我们的生活中使用率较低，不会影响生活、工作。

092 孕期腰骶区域疼痛的缓解办法有哪些？

由于孕期子宫不断增大，孕妈妈的身体重心发生改变，常需要用背部肌群去做代偿，因为此时腹部呈无力状态且腹直肌处于百分百分离状态，需要用到很多背部的力量去缓解。

首先，在站、坐时，要学会运用腿部肌群力量，去减轻骨盆上方的压力，因此，对腿部的力量练习应该坚持孕早期开始、孕中期强化、孕晚期依旧保持的原则。

其次，孕妈妈要采取背部与墙贴合的体式，此时，靠墙幻椅式能很好地加强背部肌群的力量。

靠墙幻椅式

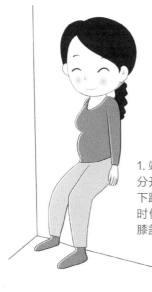

1. 站立，后背靠墙，双腿分开与髋同宽，屈膝慢慢下蹲，感觉大腿稍微吃力时停留，大腿用力收紧，膝盖不超过脚尖。

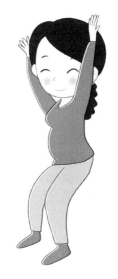

2. 吸气，双手从体侧向上伸展，手臂放在耳朵两侧，保持肩胛下沉。

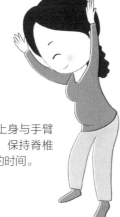

3. 呼气，上身向前，上身与手臂同时向前斜上方伸展，保持脊椎延展，停留 3 次呼吸的时间。

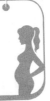

孕 4~7月 孕期检查

093 唐氏综合征筛查检查什么？

目前广泛用于临床的筛查主要为血清学筛查，内容包括对唐氏综合征（即 21- 三体综合征、先天愚型）、13- 三体综合征、18- 三体综合征和开放性神经管缺陷进行筛查。

一般是抽取孕妈妈 2 毫升血液，检测血清中甲型胎蛋白（AFP）、妊娠相关血浆蛋白 A（PAPPA）、人绒毛膜促性腺激素（HCG）以及游离雌三醇（uE3）的浓度，结合 B 超所测的胎儿颈后透明层厚度（NT）以及孕妈妈的预产期、年龄、体重和采血时的孕周，计算出胎儿为唐氏儿的危险系数。

需要指出的是，唐氏综合征筛查的目的在于发现高危孕妈妈，但是它具有一定的假阳性率（即怀有正常宝宝的孕妈妈被筛查为"高风险"）和假阴性率（即怀有先天缺陷宝宝的孕妈妈被筛查为"低风险"），因此不能替代产前诊断。

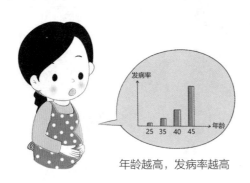

年龄越高，发病率越高

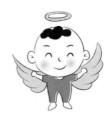

唐氏儿运动、语言等能力发育迟缓，智力有严重障碍，生活不能自理

094 唐氏综合征筛查为高风险，胎儿肯定有问题吗？唐氏综合征筛查为低风险，胎儿肯定没问题吗？

唐氏综合征筛查并不等于产前诊断，其准确性并非100%。筛查结果报告会显示计算得出的13-三体综合征、18-三体综合征、21-三体综合征和开放性神经管缺陷的风险值，通常以比例来表示。筛查结果为高风险并不代表胎儿就一定为唐氏儿。事实上，筛查结果为高风险的胎儿有很多并不是唐氏儿，但是由于这些胎儿唐氏儿的发生概率较高，因此孕妈妈通常需要进一步做羊水染色体或脐血染色体检查。这部分孕妈妈中，大约有90%经进一步检查后会确认怀的是正常宝宝。同样的，唐氏综合征筛查为低风险也不代表胎儿一定不是唐氏儿，只是其唐氏儿发生概率较低。

095 什么是无创基因筛查？检查什么？

无创基因筛查是通过采集孕妈妈外周血，并从血液中提取游离DNA（包含孕妈妈DNA和胎儿DNA）来分析胎儿的染色体情况的一种方法，比一般基因筛查更为安全。根据目前的技术发展水平，无创基因筛查适用的目标疾病是胎儿染色体非整倍体异常（即21-三体综合征、18-三体综合征、13-三体综合征）。无创基因筛查的准确率可达99%以上，缓解了孕妈妈对唐氏综合征筛查为高风险的担忧及对羊水穿刺的恐惧。但无创基因筛查不能检测出胎儿染色体的嵌合体型、易位型、微缺失、微重复等结构性异常，而且对于怀有多胞胎、患有染色体非整倍体疾病以及接受过异体输血、移植手术、干细胞治疗、免疫治疗等的孕妈妈并不适用。

096 染色体异常核型可能有什么问题？

染色体异常核型可能导致宝宝多种异常，如智力障碍，面容异常，生长发育迟缓，运动、语言等能力发育迟缓，性腺发育不良，且多数伴有各种复杂的疾病，如心脏病、听力丧失等。

097 神经管畸形可能是什么原因导致的？

正常胎儿的神经管前孔及后孔应在发育期间相继闭合，胎儿神经管畸形多见于神经管未闭合，可能主要表现为无脑儿、脑膨出、脑脊髓膜膨出、脊柱裂等。其发生原因复杂，可能与以下因素有关：多基因遗传缺陷；孕早期激素异常，如绒毛膜促性腺激素产生不足或胎儿对该激素不敏感；孕妈妈维生素 B_{12} 和叶酸缺乏、妊娠反应严重、呕吐剧烈；孕妈妈孕早期持续发热、用药不当等。

098 提示神经管畸形高风险，该怎么办？

如果唐氏综合征筛查结果提示神经管畸形高风险，孕妈妈可以早一点进行排畸 B 超检查，以确定宝宝是否真的存在脊柱裂等神经管畸形。

099 什么样的孕妈妈该做羊水穿刺？怎么做？需注意什么？

羊水穿刺，也叫羊膜腔穿刺，目前广泛应用于胎儿染色体疾病及先天性代谢病的产前诊断。适用以下人群：35 岁以上的高龄孕妈妈，曾经生过有缺陷婴儿的孕妈妈，家族有出生缺陷史的孕妈妈，孕妈妈本人或准爸爸有出生缺陷，曾有不明原因反复自然流产、死产或新生儿死亡史的孕妈妈，唐氏综合征筛查结果提示"高风险"的孕妈妈，超声发现胎儿异常的孕妈妈。

这种检查需要用穿刺针从孕妈妈宫腔中抽取 20 毫升左右的羊水，对羊水中的胎儿脱落细胞进行培养、检测。虽然是侵入性的检查，但穿刺过程全部由超声监控，不会对胎儿造成伤害，只会稍微提高流产概率。虽然羊水穿刺的危险比较小，但风险还是实际存在的，其中包括对胎儿、胎盘或脐带的伤害或感染，可能导致流产或早产。孕妈妈需要做羊水穿刺检查时，应到条件相对较好的大医院进行，严格掌握适应证，并且配

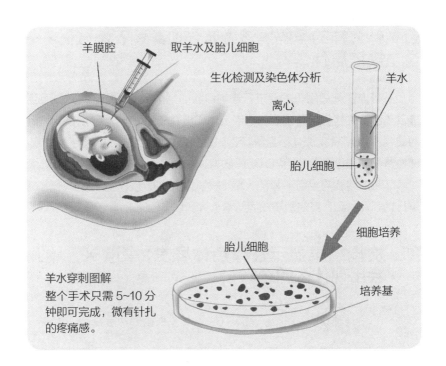

羊膜腔

取羊水及胎儿细胞

生化检测及染色体分析

离心

羊水

胎儿细胞

细胞培养

胎儿细胞

培养基

羊水穿刺图解
整个手术只需 5~10 分
钟即可完成，微有针扎
的疼痛感。

合超声波检查，由有经验的医生操作。

做完羊水穿刺后，当天不要洗澡，在扎针的地方可能会有一点点痛，部分孕妈妈可能会有一点阴道出血或分泌物增加的情况。不过，只要稍微休息几天，症状就会消失，不需要服用任何药物。但要注意，如果痛得很剧烈或出现发热等情况，就要赶快就医。

100 什么样的孕妈妈该做绒毛活检？怎么做？需注意什么？

绒毛活检的适用人群及注意事项和羊水穿刺基本一致，方法是用穿刺针从胎盘绒毛边缘部分抽取 20 毫克左右的绒毛，进行培养、检测。绒毛活检可在孕早期对胎儿进行遗传检测，但其检测范围较羊水穿刺稍小，如无法检测羊水甲胎蛋白（AFP）用于胎儿神经管缺陷筛查。

101 什么样的孕妈妈该做脐带血穿刺？怎么做？需注意什么？

脐带血穿刺适用于需要进行产前诊断的大孕周孕妈妈，可对绒毛活检及羊水穿刺检查培养出现的假嵌合体或培养失败进行校正或补救诊断；对胎儿 TORCH 病原体感染进行宫内诊断；对胎儿血液系统疾病（如溶血性贫血）进行产前诊断与风险评估等。

脐带血穿刺需要用穿刺针从胎儿脐静脉中抽取 1~2 毫升左右脐带血，进行培养、检测。其注意事项同与羊水穿刺基本相同。

102 检查结果显示性染色体异常：45，X，胎儿会出现什么问题？

一般情况

宝宝出生体重低，身材矮小，成年后身高一般不超过 150 厘米，可能伴有智力低下，但寿命正常。

头面部异常

如有后发际低、面部有多发性黑痣、上睑下垂、内眦赘皮等表现。

心血管异常

如有先天性心脏病。

身体其他部分异常

如颈蹼，盾状胸，乳间距宽，乳房不发育，肘外翻，阴毛、腋毛稀少或缺如等。

生殖系统异常

如卵巢不发育，子宫小，原发闭经、不孕，外生殖器发育不良。

如果产检发现胎儿可能存在这些异常，需要进行遗传咨询，了解预后情况，理智做出抉择。

103 检查结果显示性染色体异常：47，XXX，胎儿会出现什么问题？

一般情况

外表如正常女性，可伴有智力低下或精神异常。

性腺及生殖系统异常

如乳腺发育不良、卵巢功能异常、月经失调或闭经，可能不孕。

104 检查结果显示性染色体异常：47，XXY，胎儿会出现什么问题？

一般情况

一般儿童期无任何症状，大多于青春期后出现症状：身材高大，四肢细长，皮肤细嫩，无喉结，乳房发育，胡须、腋毛稀少或缺如，部分可有智力低下或精神异常。

生殖系统异常

阴毛呈女性分布，阴茎短小，睾丸不发育或发育不良，无精子形成，故不育。血液中雄性激素减少，雌性激素增多。

105 检查结果显示性染色体异常：47，XYY，胎儿会出现什么问题？

一般情况

一般外表正常，身材高大，智力正常或轻度低下，多数性情暴躁，易惹是生非，可伴有行为异常。

生殖系统异常

多数正常，少数患者外生殖器发育不良，如隐睾、阴茎小等，生育能力低下。

106 基因芯片技术平台检测什么？什么样的孕妈妈该做基因芯片检测？怎么做？

基因芯片技术平台能够检测到全基因组的拷贝数变异，也就是说，它可以发现常规染色体核型分析发现不了的较小片段的缺失和重复。这些片段的缺失和重复可能引起各种染色体微缺失微重复综合征，从而导致宝宝出现智力障碍、生长发育迟缓、多发畸形等临床异常。如22q11微缺失综合征的宝宝可表现为智力低下，伴有先天性心脏病、免疫缺陷、唇腭裂、低血钙症等。

若孕妈妈和准爸爸家族中曾出现过不明原因智力低下、生长发育迟缓或多发畸形的患者，或孕妈妈曾生育过染色体微缺失微重复综合征患儿，或羊水常规染色体核型分析未见明显异常，想要进一步排除染色体微缺失微重复综合征的可能性，均可选择进行基因芯片检测。

该检测从已抽取的羊水细胞中提取胎儿DNA，通过复杂的处理后与特制芯片进行杂交，来评估胎儿是否存在染色体片段的微缺失或微重复。

107 若家里第一个宝宝罹患某种单基因病（如杜氏肌营养不良、白化病等），如何确定肚子里的宝宝是否患相同疾病？

若之前生育过患有单基因病的宝宝，想要为二胎儿排除相同的基因病，仅靠常规染色体核型分析是做不到的，应先对大宝进行相应的单个基因检测，明确其致病位点后，对孕妈妈进行绒毛活检或羊水穿刺，从绒毛或羊水细胞中提取胎儿DNA，并对相应致病位点进行针对性的检测。

108 超声检查发现心脏强回声光点，是怎么回事？

心脏强回声光点是孕中期超声筛查胎儿发育异常的软指标之一。心脏强回声光点多指胎儿心内乳头肌回声增强，发生率为 0.5%~12%，与心脏结构畸形没有关系，不增加胎儿染色体异常的风险。所以当超声检查时只发现胎儿心脏强回声光点而没有其他异常时，说明胎儿是安全的，可以继续妊娠。

109 超声检查发现脉络丛囊肿，是怎么回事？

脉络丛囊肿是孕中期超声筛查胎儿发育异常的软指标之一。脉络丛囊肿指在胎儿颅内侧脑室中出现的大于 3 毫米的囊性结构，是里面充满

◀●产科专家微课堂

胎儿超声结构描述

胎位： 胎位是胎儿先露部分与母体骨盆前、后、左、右的位置关系。先露部位在骨盆的左侧或右侧，简写为左（L）或者右（R）；顶先露为"枕"，即"O"，臀先露为"骶骨"，即"S"，面先露为"颏"，即"M"，肩先露为"肩"，即"Sc"；先露部位在骨盆之前、后或呈横位，简写为前（A）、后（P）或者横（T）。

胎头： 轮廓完整为正常，缺损、变形为异常。脑中线无移位和无脑积水为正常。

唇、腭： 连续为正常。现代医学还不能确切知道唇腭裂的发生原因。一般认为，怀孕 3 个月以前出现下述情况可能会导致宝宝唇腭裂：病毒感染，强烈的精神刺激，维生素 D、叶酸、铁、钙等缺乏，X 线照射，吸烟、酗酒、缺氧；孕妈妈年龄偏大等。

脊柱： 胎儿脊柱连续为正常，缺损为异常，提示脊柱可能有畸形。

脐带： 在正常情况下，脐带应漂浮在羊水中，如在胎儿颈部见到脐带影像，可能为脐带绕颈。

腹部前后径： 指腹部前后间的厚度。在检查胎儿腹部的发育状况以及推定胎儿体重时，需要测量该数据。

了脑脊液的假性囊肿。脉络丛囊肿会在 2% 的胎儿中出现，其中 95% 以上在孕 28 周之前可以自然消退。所以，孤立性的脉络丛囊肿不会造成胎儿发育异常，也不会增加胎儿染色体异常的风险。

110 超声发现颅后窝有积液，是怎么回事？

颅后窝积液指胎儿颅内颅后窝前后径大于 10 毫米，多见于孕晚期。如果没有发现胎儿其他结构异常，则不增加胎儿染色体异常的风险，可以通过动态超声观察积液变化，必要时可做磁共振成像（MRI）进一步检查。但如果同时还发现颅内有其他异常情况，就应该做胎儿染色体检查。

111 超声发现鼻骨短、鼻骨缺失，是怎么回事？

鼻骨短、鼻骨缺失是孕期超声筛查胎儿发育异常的重要软指标之一。鼻骨短、鼻骨缺失指无法观察到鼻骨或鼻骨长度小于 2.5 毫米。在孕早、中期有 0.5% 的正常胎儿和 43% 的染色体异常（特别是 21- 三体异常）胎儿会出现这种情况，所以应该对这些胎儿进行染色体核型分析以检出异常的胎儿。

112 超声发现股骨短，是怎么回事？

股骨短是孕期超声筛查胎儿发育异常的重要软指标之一。检查时如只发现了胎儿股骨短，没有其他异常，则考虑是胎盘功能异常，此时发生胎儿生长发育迟缓的风险会增加很多，同时发生早产的风险也会增加。在进行动态超声监测的同时，要对发育慢的胎儿进行营养干预、对症治疗等。当超声发现股骨严重短小或有弯曲骨折等现象时，就要同时考虑胎儿染色体异常的可能，应对胎儿进行染色体核型分析。

113 超声发现心脏畸形，该怎么办？

胎儿心脏畸形有很多种，大多是通过胎儿超声心动检查诊断的。根据病变程度，与心脏外科手术医生和小儿心内科医生共同讨论能否手术、手术的风险、手术后的心脏功能、成年或者远期预后，还有可能的花费。综合这些因素与遗传咨询医生共同讨论，决定是继续妊娠还是终止妊娠。如果要继续妊娠，对于某些心脏畸形，尤其是合并其他系统畸形的情况，需要进行染色体或者基因分析等产前诊断，排除胎儿染色体异常的可能。

114 超声发现唇腭裂，该怎么办？

大部分唇腭裂的胎儿不伴有其他结构的异常，这样的胎儿预后较好，出生后可通过手术修补治疗。但正中唇裂及不规则唇裂通常预后不良。约有 30% 的胎儿会合并其他畸形，或发育缓慢，其预后取决于畸形的严重程度。所以，当胎儿出现唇腭裂时，理想的情况是进行磁共振检查以更好地做出诊断。如伴有其他畸形，就要做产前染色体核型分析。发现唇腭裂之后也要请整形科、口腔科医生会诊，了解手术预后、新生儿喂养的方法、术后的功能恢复情况、远期的风险、可能的花费等，综合这些因素讨论是继续妊娠还是终止妊娠。

医生产检时没空说的

B 超大排畸不一定必须做四维彩超

很多医院的大排畸 B 超都是四维彩超。其实，大排畸检查不一定要用四维彩超，三维彩超和二维彩超均可以。四维彩超就是能看到宝宝的立体图像，有的准爸妈会把四维彩超图像珍藏起来当成宝宝的第一张照片。一般公立医院采用的是二维或三维彩超，私立医院采用四维彩超的比较多，主要看准爸妈自己的选择。

115 哪些孕妈妈需要做胎儿超声心动检查？

① 有吸烟、饮酒等不良嗜好的孕妈妈。

② 孕早期可能存在病毒感染的孕妈妈。

③ 有妊娠期糖尿病或糖尿病合并妊娠的孕妈妈。

④ 患甲状腺功能异常等内分泌疾病的孕妈妈。

⑤ 35 岁以上的高龄孕妈妈。

⑥ 有心脏病变或有心脏病家族史的孕妈妈。

⑦ 超声筛查发现胎儿心脏发育异常或心律异常的孕妈妈。

⑧ 既往有不良孕史的孕妈妈。

以上人群均建议对胎儿进行超声心动检查。

116 超声发现足内翻，该怎么办？

发现足内翻后，要对胎儿进行详细的超声检查，内容包括羊水量、有无羊膜带、有无肿物压迫胎儿等。有约 1/3 的足内翻胎儿会合并其他畸形。当合并其他畸形时，需要行染色体核型检查，单独的足内翻胎儿无须做染色体检查，但需进行孕期咨询，产后需要带宝宝去小儿外科或骨科医治。

117 超声发现肾盂增宽，是怎么回事？

肾盂增宽是孕期超声筛查胎儿发育异常的重要软指标之一。在不同孕周，胎儿肾盂增宽的诊断标准是不一样的，随着孕周增加，正常值的范围会相应增大。当超声医生提示肾盂增宽时，一般指的是超出了当前孕周的正常范围。当仅发现肾盂增宽而无其他异常时，一般不考虑胎儿染色体异常，可动态观察变化。如果呈进行性加重，就要考虑是否有泌尿系统发育异常。有些要等胎儿出生后才能检查治疗。

118 超声发现多囊肾，该怎么办？

多囊肾大多数与遗传性疾病相关。因此超声发现多囊肾后，医生要询问孕妈妈有无家族史。多囊肾可以导致多个器官发育异常。与遗传有关的分为两种，通俗地说就是成人型和婴儿型。成人型多囊肾的新生儿大约有 43% 在 1 岁内死亡，存活的新生儿中约 69% 会出现高血压，3% 在 3 岁内会出现严重的肾衰竭。但产前很难通过超声明确分型。动态超声监测发现，在孕早、中期同时伴有羊水过少时，胎儿的预后极差。成人型多囊肾较婴儿型多囊肾预后要好。另外，还有多囊性发育不良肾和梗阻性囊性发育不良肾两种类型。这两种类型如为单侧异常、对侧发育好，则胎儿预后较好；如双侧均异常，则预后差。

119 空腹血糖高于 6.1mmol/L，该怎么控制？

如果空腹血糖高于 6.1mmol/L，我们建议：

1. 尽早进行糖耐量检查，判断有无糖尿病或者糖耐量异常。
2. 同时去营养科就诊，请营养科医生给予具体的饮食、运动指导。
3. 自己购买血糖仪检测空腹和餐后 2 小时的血糖。记住，孕妈妈的血糖标准是很严格的，空腹血糖的标准是 3.3~5.3 mmol/L，餐后 2 小时血糖的标准是 4.4~6.7mmol/L，同时要避免出现低血糖症状。
4. 如果经过饮食控制，血糖仍不达标，建议尽早咨询医生采用药物治疗。

120 什么情况下需要提前做糖耐量检查？

孕妈妈如果存在以下情况，要提前进行妊娠期糖耐量检查。

❶ 有妊娠期糖尿病史。

❷ 分娩过巨大儿。

❸ 怀孕之前肥胖（体重指数≥30）。

❹ 以前被诊断为多囊卵巢综合征。

❺ 家里父母、兄弟姐妹中有人患糖尿病。

❻ 孕早期空腹检查尿糖为阳性。

❼ 有不明原因的多次自然流产史。

❽ 曾经怀过畸形胎儿。

❾ 曾经发生过死胎的情况。

❿ 前次分娩的新生儿出现过呼吸窘迫综合征。

这些孕妈妈是较容易患妊娠期糖尿病的，应于孕早期首次产检时进行糖耐量检查，以尽早发现、尽早控制，避免对胎儿造成影响。

121 怎么做糖耐量检查？

有些医院先做 50 克葡萄糖耐量试验（Oral Glucose Tolerance Test，OGTT），服糖后 1 小时血糖低于 7.8mmol/L 为正常。如果血糖值大于 7.8mmol/L，就要再做 75 克葡萄糖耐量试验。如果正常，那么恭喜你过关了！不过，也不能掉以轻心啊！

通过葡萄糖耐量试验筛查妊娠期糖尿病，早诊断，早调整，早治疗，预防不良妊娠结局的发生，是最理想的状态。

简单来讲，OGTT 就是喝糖水＋测血糖。以 75 克 OGTT 为例，在试验前连续 3 天正常饮食（每日进食碳水化合物不少于 150 克），检查前禁食至少 12 小时（如果是第二天清晨做，那就从前一天晚餐后开始禁食，第二天早晨空腹检查），检查时 5 分钟内口服含 75 克葡萄糖的液体

300 毫升，静坐休息，分别抽取服糖前、服糖后 1 小时、服糖后 2 小时的静脉血测血糖水平。

　　孕妈妈在做 75 克 OGTT 时会领到 82.5 克的葡萄糖粉。这 82.5 克的葡萄糖粉都要溶在水里喝掉，千万不要只取 75 克。不是医生发错了，而是因为葡萄糖粉里含结晶水，它真正含的糖分的确是 75 克。再者，喝完糖水之后需要休息，最好不要活动，也不要多走路，否则测血糖的结果就不能真实地反映孕妈妈的身体状况了。

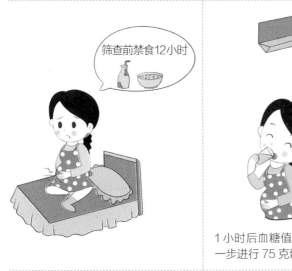

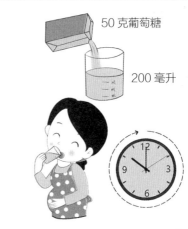

1 小时后血糖值 ≥ 7.8mmol/L，需进一步进行 75 克葡萄糖耐量测试

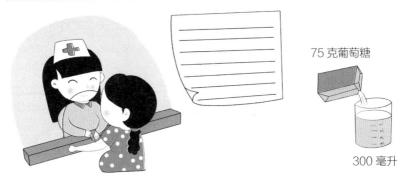

Part 2 孕中期（孕 4~7 月）舒适的孕中期

喝糖水之前和之后都要抽静脉血测血糖。最终测得的这几个数字反映了孕妈妈的血糖状况和胰岛功能。

75 克 OGTT 空腹及服糖后 1 小时、2 小时血糖标准值分别为 5.1 mmol/L、10.0mmol/L、8.5mmol/L，任何一个血糖值达到或超过上述标准即可诊断为妊娠期糖尿病。低于上述数值的孕妈妈算是暂时安全了，但是别放松。如果孕妈妈的检测数值处于临界水平，或是有多饮、多尿、多食的症状，有导致糖尿病的危险因素如肥胖等，医生可能会让孕妈妈在孕晚期再做一次 75 克 OGTT。

122 检测糖化白蛋白有什么意义？

血浆白蛋白可与葡萄糖发生非酶催化的糖化反应，形成糖化白蛋白，其形成的量与血糖浓度相关，正常值为 11%~13%，小于 13% 为理想状态。由于白蛋白在血中的浓度稳定，其半衰期为 19 天，故糖化白蛋白反映患者近 2~3 周内总的血糖水平，可作为妊娠期糖尿病病情监测的指标。

123 糖耐量检查没有过关，可以重新做一次吗？

有的孕妈妈在孕期做了葡萄糖耐量试验，筛查结果不正常，但这还不能确诊，还需要再做一次葡萄糖耐量试验，才能明确诊断是否真的患了妊娠期糖尿病。如果有两次或两次以上试验结果异常，则为葡萄糖耐量异常。一般情况下，如果第一次糖耐量检查没有过关，产科医生会建议患者去营养门诊调理饮食，一周后复查。

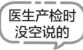

糖水要 5 分钟之内喝掉

做葡萄糖耐量试验的时候需要喝糖水，并且要在 5 分钟之内喝完，否则会影响结果的准确性。喝完糖水之后，孕妈妈不宜走动或做运动，可以静坐休息或看看书。

124 检测铁蛋白有什么意义？

背景知识 铁蛋白是一种广泛存在的储铁蛋白，存在于几乎所有身体组织尤其是肝细胞和网状内皮细胞内。其含量是判断体内铁储存量的重要指标，在诊断缺铁性贫血、铁负荷过度以及了解营养状况等方面都有重要意义。

参考值 男性：15~200μg/L；女性：15~150μg/L；孕妇 >30μg/L。

临床意义 1. 铁蛋白降低：说明铁储备量降低，跟月经量过多、素食、挑食或胃肠道疾病相关。孕期需要积极调整饮食，可以预防性地补充铁剂。

2. 铁蛋白增高：有以下几种情况。

❶ 体内储存的铁增加——与原发性血色病、继发性铁负荷过大有关。

❷ 铁蛋白合成增加——与炎症、肿瘤、白血病、甲状腺功能亢进症等有关。

❸ 贫血——溶血性贫血、再生障碍性贫血、恶性贫血都有可能导致铁蛋白增高。

❹ 疾病——肝坏死、慢性肝病等也会导致铁蛋白增高。

◉产科专家微课堂

补铁应从孕前持续到产后

我国育龄女性几乎有一半存在缺铁问题。孕前缺铁不及时补充，孕期及产后缺铁情况会更加严重。补铁是孕前营养储备的基础之一。我国人均铁摄入量不达标，食补无法满足孕产期女性的铁需求。在孕前及孕产期缺乏率最高的微量元素就是铁，其次才是钙。

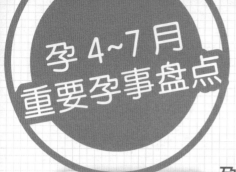

孕 4～7 月
重要孕事盘点

孕4月

1 保持愉快的心情

胎儿的情绪慢慢地能和孕妈妈保持同步了，孕妈妈要时刻记得保持快乐的心情。

2 多和胎儿交流

这个月是胎儿大脑发育的重要时期。与记忆有关的器官开始形成，多和胎儿说话，有利于母子间建立感情纽带。

3 参加产前培训班

对妊娠抱有紧张心理的孕妈妈，可以参加产前培训班，这对消除妊娠焦虑很有益处。

4 合理饮食，补充果蔬

少吃多餐，不拘泥于一日三餐。多食用些含水分多的食物，如各类蔬菜、水果等。它们不但能补充水分，还能补充多种维生素、矿物质及膳食纤维。

5 适宜旅游

如果孕期计划旅游，这个月是很适宜的。

准爸爸记事簿

1. 多陪孕妈妈散步。督促孕妈妈不要长时间卧床休息，陪孕妈妈适当参加运动。
2. 陪孕妈妈选购孕产用品。孕妈妈和准爸爸可一起选购哺乳衫、哺乳文胸、月子牙刷、宝宝衣物、鞋子等用品。
3. 跟孕妈妈一起给宝宝取个小名。在做胎教的时候，喊着宝宝的小名，能让胎教效果更好。

孕5月

1 预防妊娠期高血压疾病

本月是妊娠期高血压疾病的多发期。妊娠期高血压疾病的症状为高血压、蛋白尿、水肿等，严重的还会出现头痛、视力模糊、上腹痛等症状。那么该如何预防呢？孕妈妈要注意营养，可在医生的指导下补充维生素C、维生素E、蛋白质、叶酸和铁剂；控制钠盐的摄入量，每天控制在3~5克，这样能有效预防妊娠期高血压疾病。

2 可能会出现妊娠斑

妊娠斑多分布在鼻梁和两颊，是一种黄褐色的蝴蝶斑，不过不要担心，妊娠斑一般会在产后一年内消失。

3 胎动问题要重视

大多数孕妈妈，在孕5月（孕16~20周）会感觉到胎动，但会因人而异。此时，如果孕妈妈还没有感受到胎动，也不要过分担心。胎儿的大小、活泼程度和活动量的不同，都会影响到孕妈妈的感受。超过孕5个月还未感受到胎动的孕妈妈，可以去医院检查一下，看胎儿是否发育正常。

准爸爸记事簿

1. 准爸爸要细心照应孕妈妈的行动，以免孕妈妈腹部受到磕碰或意外摔倒。
2. 准爸爸要准备丰富多样的食物，保证孕妈妈摄取充足的营养。
3. 这个月一般会出现胎动，准爸爸可以和孕妈妈一起记录胎动情况，同时用亲切深沉的语调对腹中的胎儿进行语言胎教。

孕6月

1 继续监测体重

孕期体重的增长要保持在合理的范围内，此时应特别注意控制自身的脂肪储备量。脂肪毫无限制地增加，会引起妊娠并发症，如妊娠期糖尿病、妊娠期高血压疾病，导致巨大儿，甚至难产，还会给产后恢复带来困难。

2 适当运动

运动以舒服为度，可适当增加运动强度和种类，增加一些耐力和力量练习，这样会让孕妈妈的身体累积更多的能量，为分娩做准备。但要注意运动强度，如果感觉上气不接下气，说话困难，则说明运动强度太大了，一定要慢下来，以能说话、微微喘气的强度为宜。

准爸爸记事簿

1. 进行光照胎教。这个月的胎儿能够看得清外面的光线了，可跟孕妈妈一起进行光照胎教。
2. 提醒孕妈妈日常生活中的坐姿和站姿。孕妈妈坐在椅子上时，后背要挺直地靠在椅背上，髋关节和膝关节要成直角，大腿呈水平状态；站立时，头不要向前突出，让整个身体有被向上牵引的感觉，放松肩部，两足平行，外出穿舒适的平底鞋。
3. 当孕妈妈出行时的保镖。孕妈妈出行前后所有事情应该由准爸爸包办，避免孕妈妈劳累。

孕7月

1 肚子更大了

子宫现在已经到了肚脐的上方，大约在肚脐以上8厘米的位置，从耻骨联合处量到子宫底部约为28厘米。现在人们一看就知道你是一个大腹便便的孕妈妈了。

3 胎动更加频繁了

到了孕7月，胎动更加频繁，一般每小时会有3~5次，有时候会更多。孕妈妈要学会数胎动，如果胎儿在腹中有异常，首先反映出来的就是胎动，数胎动是监测胎儿是否正常发育比较有效的办法。

准爸爸记事簿

1. 这时候准爸爸一定要注意孕妈妈的行动安全，孕妈妈活动时准爸爸最好陪着。
2. 孕妈妈身体不适时，准爸爸可给她按摩，缓解孕妈妈的不适感。

2 为泌乳做准备

孕妈妈的乳房会明显增大，乳晕变得更深了。有些孕妈妈可能现在就会分泌乳汁了，不必担心，这是乳房在为分娩后的乳汁分泌做准备。

4 上下楼梯要小心了

现在的孕妈妈已经有大腹便便的感觉了，所以行动尽量要慢下来。上下楼梯时，最好有准爸爸相陪。如果是一个人上下楼梯，要用手扶着栏杆或墙，每一步都要踏实，以防摔倒。

5 开始准备婴儿房吧

现在开始准备婴儿房吧。为把婴儿房布置得更漂亮，可以用简单的背景色彩点缀，墙面要用可洗可擦的材料，这样以后宝宝乱涂乱画也没关系；家具必须要结实，棱角处要圆滑。

孕 4~7 月
营养和胎教

孕 4 月
所需关键营养

供应充足的蛋白质	避免碘不足	增加 DHA
• 胎儿的生长速度比前 3 个月更快了，需要增加蛋白质的摄入量，来构建骨骼和组织细胞。 • 鱼、蛋、奶和禽肉等。	• 这个月胎儿的甲状腺开始发育，需要供给充足的碘。 • 碘盐及海带、虾等海产品。	• 孕中期是胎儿大脑发育的高峰期，DHA 对大脑发育特别重要。 • 核桃、三文鱼、带鱼、橄榄油等。

阅读胎教 ● ● ●

培养胎儿的艺术美感

孕 4 月
暖心胎教

　　孕妈妈和准爸爸一起读读书吧。通过那些优美的文字，培养胎儿的艺术美感，父母与胎儿之间的亲子关系会得到加深，孕妈妈和准爸爸之间的爱情也会变得更加甜蜜。每天坚持抽出 30 分钟读书，全家一起度过这充满幸福感的胎教时间吧！

孕5月
所需关键营养

增加钙的摄入	避免缺锌	补足 B 族维生素

- 胎儿的生长对钙的需求量越来越多，孕妈妈要及时补钙。
- 牛奶、奶酪、酸奶等乳品，虾皮，芝麻酱以及大豆等。

- 锌是胎儿的智力营养素，孕妈妈在孕中期极易缺乏，要注意补充。
- 牡蛎、扇贝、虾、深海鱼等海产品。

- 参与体内热量代谢，可提高机体对蛋白质的利用率，促进胎儿生长发育。
- 粗粮、动物肝脏等。

抚摸胎教 ●●●

孕5月
暖心胎教

最好的情感表达

　　不要忘了抚摸胎儿。这个时候，胎儿的器官迅速发育，功能也趋向完善，可以对外界刺激做出反应，这是胎教的最佳时机。温柔地抚摸妻子的肚子与胎儿进行情感交流，读一点童话故事或与胎儿聊聊天，都能促进胎儿感官和大脑的发育。

孕6月
所需关键营养

避免缺铁	补充维生素 A	增加不饱和脂肪酸

- 孕中期血容量增加，充足地补充铁元素能促进造血，避免孕妈妈因缺铁导致缺铁性贫血，有利于胎儿的健康发育。
- 红肉、动物肝脏、动物血等。

- 充足的维生素 A 能促进胎儿的视力发育。
- 瘦肉、动物肝脏等。

- 孕中期也是胎儿大脑细胞增殖的高峰期，补充不饱和脂肪酸能促进大脑发育。
- 核桃、腰果、松子等坚果，各类植物油以及深海鱼和禽肉。

胎谈胎教 ●●●

稳定情绪，并让胎儿性格开朗

**孕6月
暖心胎教**

　　胎谈胎教是一切胎教的基础，因为没有一种胎教可以脱离与胎儿之间的交流而单独进行。饱含准爸爸和孕妈妈爱意的话语能使腹中胎儿的情绪安定下来，甚至还能对胎儿出生后的性格产生影响。

孕 7 月
所需关键营养

增加膳食纤维	补足钙	增加维生素 C

- 即将步入孕晚期，孕妈妈的肠胃受压迫严重，极易发生便秘。此时要增加膳食纤维的摄入量，可润肠通便。
- 苹果、香蕉、芹菜、白菜、粗粮、豆类、海带等。

- 胎儿牙齿和骨骼的钙化在这一时期加速。
- 牛奶、奶酪、酸奶、黄豆、豆腐、腐竹、虾皮等。

- 预防妊娠斑和妊娠纹出现，促进胎儿结缔组织的发育。
- 大部分新鲜蔬果，比如白菜、黄瓜、鲜枣、苹果、猕猴桃、橙子等。

卡片胎教 ●●●

提高胎儿的学习能力

孕 7 月
暖心胎教

5 个月以上的胎儿已具有学习的能力，而胎儿的记忆能力从第 6 个月开始提升，在孕 8 个月时逐渐稳定下来。这段时期孕妈妈利用图形卡片对胎儿进行教育往往可以取得最佳的效果。可以准备文字卡片、数字卡片和单词卡片来启发胎儿。

孕 4~7 月 怀孕手记

生理心理变化	体重			孕中期孕妈妈的开心照片或 B 超胎儿照片
	胎心			
	有无出血状况			
	有无生病			
	妊娠反应			
产前检查	检查结果			
	我的反应			
	丈夫的反应			
	我咨询的问题和得到的解答			
	服用药物情况			
	第一次胎动的时间			

我遇到的困惑
和得到的解答

趣言趣事

和其他孕妈
妈交流经验

宝宝，妈妈
想对你说

孕中期感想

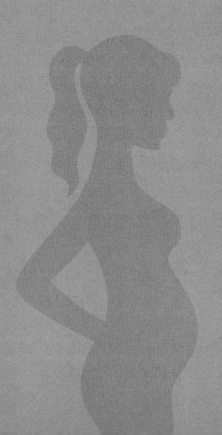

Part 3

孕晚期（孕8~10月）
等待天使降临

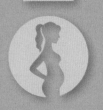

孕8~10月

孕妈妈和胎儿的变化

孕妈妈

孕8月

子宫：子宫底高度
26~30 厘米
胎重：约 1700 克
胎长：约 40 厘米
顶臀长：约 28 厘米

❶ 孕妈妈的肚子越来越大，子宫内的活动空间越来越小，不时会感到呼吸困难。

❷ 乳头周围、下腹部及外阴部的颜色越来越深，肚脐可能被撑胀到向外凸出；妊娠纹和妊娠斑可能更加明显了。

❸ 妊娠水肿可能会加重；阴道分泌物增多，排尿也更频繁了；还可能出现失眠、多梦，紧张和不安情绪加重。

孕9月

子宫：子宫底高度
27~32 厘米
胎重：约 2500 克
胎长：约 45 厘米
顶臀长：约 32 厘米

❶ 由于胎头下降压迫膀胱，孕妈妈会感到尿意频繁。骨盆和耻骨联合处有酸痛感，腰痛加重。

❷ 这个月末，孕妈妈体重的增长已达到高峰。现在需要每周做一次产前检查。

孕10月

子宫：子宫底高度
29~35 厘米
胎重：约 3400 克
胎长：约 50 厘米
顶臀长：约 36 厘米

❶ 这个月孕妈妈会感到下腹坠胀，这是因为胎儿在孕妈妈肚子里的位置下降了，不过呼吸困难和胃部不适的症状开始缓解了，只是随着体重的增加，孕妈妈的行动越来越不方便。

❷ 孕妈妈在这几周都会很紧张，有些孕妈妈还会感到烦躁焦急，这也是正常现象。要尽量放松，注意休息，密切注意自己身体的变化，随时做好临产准备。

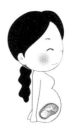

① 五官：眼睛能辨认和跟踪光源。

② 四肢：手指甲已很清晰。身体和四肢还在继续长大，最终要长得与头部比例相称。

③ 器官：孕 31 周，胎儿的大脑中枢神经已经成熟到可以控制自己的体温。胎儿已经长出胎发。胎儿皮肤的触觉已发育完全。肺和胃肠功能已接近成熟，能分泌消化液。

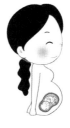

① 五官：胎儿的听力已充分发育，还能够做出喜欢或厌烦的表情。

② 四肢：四肢皮下脂肪较为丰富，皮肤的皱纹相对减少，呈淡红色，指甲长到指尖部位。

③ 器官：胎儿的呼吸系统、消化系统已近成熟。到了孕 36 周，两个肾脏已发育完全。

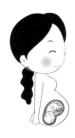

① 五官：孕 37 周时，胎儿会自动转向光源，这是"向光反应"。胎儿的感觉器官和神经系统可对母体内外的各种刺激做出反应，能敏锐地感知母亲的思考。

② 四肢：手脚的肌肉已很发达，骨骼已变硬，头发已有 3~4 厘米长了。

③ 器官：身体各部分器官已发育完成，其中肺部是最后一个成熟的器官。

孕 8~10 月 日常保健

125 快生了，该买什么东西？

用品	数量
纯棉哺乳衣	2 件
哺乳用胸罩	2 件
防溢乳垫	若干
内裤	4 条
棉袜	3 双
软底带后帮的鞋	1 双
产褥垫	若干
产妇专用卫生巾	4 包
热水袋	1 个
乳头霜	1 支
吸奶器	1 个
湿巾、毛巾、纱布	若干

用品	数量
宝宝连体衣	3套
帽子	1个
隔尿垫	2张
尿布	若干
纸尿裤	若干
婴儿被	1条
睡袋	1件
婴儿床	1张
婴儿专用纸巾、湿巾	若干
棉棒	1盒
奶瓶、奶嘴	2套
消毒器具	1套
婴儿指甲剪	1个
婴儿沐浴露	1瓶
婴儿专用洗衣液	1瓶
洗澡盆	1个

126 快生了，总是担心，怎么办？

孕晚期，孕妈妈常有心理依赖性强、希望寻求保护、想引起他人重视等表现。这种表现并非娇气，而是一种正常的心理反应。孕妈妈可能会喋喋不休，这是在宣泄不良情绪。

此时，准爸爸要理解孕妈妈情绪上的波动，耐心倾听孕妈妈诉说，给予孕妈妈精神上的鼓励和安慰，打消其心中顾虑，特别是在宝宝的性别上不要给孕妈妈施加压力。

腹壁紧绷会给孕妈妈造成多种不适，准爸爸可在晚间为妻子轻抚腹部，一方面是与尚未谋面的宝宝交流，另一方面也可以减轻孕妈妈的不适，使孕妈妈的依赖心理得到满足、焦虑情绪得到改善。孕妈妈的母亲、婆婆最好也能现身说"法"，提前让孕妈妈了解分娩的全过程，做到心中有数。另外，除了家人的关心体贴，孕妈妈自己也要注意身心调节。

① 要纠正对分娩的不正确认识。生育能力是女性与生俱来的能力，分娩也是正常的生理现象，绝大多数女性都能顺利自然地完成，如存在一些胎位不正、骨盆狭窄等问题，现代的医疗技术也能采取剖宫产等方式顺利地将婴儿取出，最大限度地保证母婴安全。

② 孕妈妈应学习有关知识，增加对自身的了解，增强生育健康宝宝的信心。

③ 有产前并发症的孕妈妈应积极治疗并发症，与医生保持密切关系，有问题时及时请教，保持良好情绪。

④ 多和妈妈们交流，讨教一些经验。

⑤ 临产前做一些有利于健康的活动，如编织、绘画、唱歌、散步等，不要闭门在家，整日躺在床上胡思乱想。

127 对生产很害怕，该怎么办？

1 **转移注意力**：根据兴趣做一些转移注意力的事，如编织一件小毛衣、让准爸爸帮助布置一个喜欢的居室、和准爸爸一起听优美的轻音乐，或漫步于环境优美的大自然中，看夺目的彩霞、灿烂的晴空、郁郁葱葱的树木以及五彩缤纷的花朵。这些事都可稳定孕妈妈的情绪，减轻产前忧虑和紧张。

2 **积极心理暗示**：孕妈妈可经常对自己进行积极的心理暗示，在心里默念"我就要见到日思夜想的宝宝了，这是一件让人开心的事情""我的骨盆较宽，生宝宝没问题""我很健康，生宝宝时肯定有利"等。

3 **正视对分娩的恐惧**：与家人讨论分娩的事情，将各种可能遇到的问题事先想清楚，同时找出每个问题的解决方法。做好分娩前的准备，这样就不会临时手忙脚乱，也有利于稳定情绪。

4 **了解分娩原理及有关科学知识**：人的恐惧大多是由于缺乏科学知识而造成的。常言道，愚笨和不安定产生恐惧，知识和保障却拒绝恐惧。克服分娩恐惧，最好的办法是让孕妈妈自己了解分娩的全过程以及可能出现的情况，对孕妈妈进行分娩前的有关训练。许多地方的医院或有关机构均举办了"孕妈妈学校"，在怀孕的早、中、晚期对孕妈妈及其丈夫进行教育，专门讲解有关的医学知识，以及孕妈妈在分娩时该如何配合。这对有效地减轻心理压力、解除思想负担、做好孕期保健，以及及时发现并诊治各类异常情况等均大有帮助。

> **医生产检时没空说的**

去模拟产房去学习

很多医院都有模拟产房，主要是模仿分娩场景，由专业医生讲解分娩过程，指导呼吸减痛分娩法，让孕妈妈体验产床舒适度，并告诉孕妈妈最合适的分娩体位，解答孕妈妈关于分娩的相关问题，目的是缓解孕妈妈紧张焦虑的情绪，增强分娩信心，使其心情愉悦地配合分娩，顺利度过分娩期。

5 不宜提早入院：毫无疑问，临产时身在医院，是最保险的办法。可是，提早入院等待也不一定就好。首先，医疗设施的配备是有限的，不可能像家中那样舒适、安静和方便；其次，如果孕妈妈入院后较长时间不临产，就会有一种紧迫感，尤其是看到后入院的孕妈妈已经分娩时，自己也会受到刺激。另外，产科病房内的每一件事都可能影响孕妈妈的情绪，这种影响有时候并不十分有利。所以，孕妈妈应稳定情绪，安心等待分娩时刻的到来。医生没有建议提前住院的孕妈妈，不要提前入院等待，安心在家等待就行。

6 做好分娩准备：分娩的准备包括孕晚期的健康检查、心理上的准备和物质上的准备。一切准备的目的都是希望母婴平安，所以，准备的过程也是对孕妈妈的安慰。如果孕妈妈了解到家人及医生为自己做了大量的工作，并且对意外情况也有所考虑，那么心中就应该有底了。孕晚期，特别是临近预产期时，准爸爸也应做好准备，使妻子心中有所依托。

128 如何数胎动？

孕 18~20 周，孕妈妈会感觉到胎动，如果是经产妇（之前已经生过孩子了），感受到胎动的时间可能更早。到孕 28~32 周，胎动达到顶峰；孕 37 周后，胎动会有所减少，因为这时胎儿越来越大，几乎充满了整个宫腔，供他活动的空间已经太小了。

在这里，向各位孕妈妈叮嘱几条数胎动的注意事项：

1 如果孕妈妈觉得自己几个小时没有感觉到胎动了，不要急着担心，胎儿多半是在睡觉。吃点东西，比如甜点等，然后隔一会儿再试。听听音乐没准也会让胎儿醒过来。

2 胎动指的是胎儿主动性的动作，一跳一跳的打嗝不能计入胎动中。没错，胎儿在子宫里就已经开始打嗝了，而且每天可能会打很多次。

3 有的孕妈妈会说，她们的宝宝动得非常频繁，两分钟内就会动十几次，担心胎动过频。其实这很可能是数胎动方法有误。数胎动时，胎儿一连串的动作应算作1次胎动。

4 数胎动很重要的一点是找到自己的胎动规律，而不是和别人的数值比较。国内的产科医生一般建议孕妈妈每天数胎动3次，每天早、中、晚各选择一段固定的时间，每次数胎动1个小时。最好找个安静的环境，以舒适的姿势坐下，把脚垫高，也可以选择左侧位躺下，让自己完全放松。把手放在肚子上，集中精神，感受胎儿的胎动。感受到1次胎动，就做一个记号。孕妈妈可以把胎动记录下来。睡觉前把一天3次测得的胎动次数加在一起，然后再乘以4，就得出了12小时的胎动次数。一般来说，12小时的胎动次数应该为30~40次。

5 如果孕妈妈没有那么多时间来数胎动，可以选择一天中胎儿胎动较活跃的一段时间数1个小时胎动，方法同上，1小时胎动一般在5~6次，如果少于3次，建议孕妈妈再多数1个小时。如果发现胎动跟平时的规律有显著的差异，最好去医院咨询医生。

6 如果孕妈妈属于高危产妇，那么医生多半会强调孕晚期数胎动的重要性。

129 怎么观察宫缩？

怀孕时，有的孕妈妈会发现肚子偶尔会变硬，有的会觉得肚子发紧，有的会觉得肚子胀胀的，这可能就是人们所说的"假宫缩"。

自孕12周起，子宫就会出现不规律的、无痛性的收缩，这种宫缩是稀发的、不规律的、不对称的，宫缩时宫腔内的压力不高，持续时间不足20秒，被称为"Braxton Hicks 收缩"。尽管这种宫缩的幅度和频率会随妊娠进展而增加，直至孕晚期，但它并不规律，宫缩强度也不够，并不是有效的、真正的宫缩。所以孕中、晚期出现这种不规律的小宫缩是正常现象，运动后、性高潮后也会出现，不用过于担心。随着孕期的不断推进，假宫缩一般会逐渐趋向频繁，但是直到孕37周，这种宫缩都应该是偶发的、不规则的，尤其重要的是假宫缩不痛。当然，如果宫缩变得规律、间隔时间一致、持续时间变长而且强度增加，就要注意了，这很有可能是早产的表现，一定要去医院寻求医生的帮助。

由于假宫缩有时候很难和早产的早期症状区别开来，保险起见，孕妈妈可以去医院检查一下，不要自行判断。如果孕妈妈出现以下情况，便要赶快去看医生。

❶ 腹痛、类似痛经的绞痛，或 1 小时之内宫缩超过 4 次（即使孕妈妈并不感觉疼痛）。

❷ 任何形式的阴道出血。

❸ 阴道分泌物增多或分泌物性状发生变化，尤其是如果分泌物变稀、变黏稠或带血（即便只是粉红色或夹有一点点血丝）。

❹ 下坠感（有一种宝宝在向下推的感觉）增加。

❺ 背部痛。

那么，有宫缩就意味着分娩发动了吗？其实并不一定。我们之前介绍的 Braxton Hicks 收缩，在孕晚期发生得越来越多。当孕妈妈把手放在腹部时，可能会感觉到子宫收缩、松弛，但并不会觉得疼痛，这只是孕妈妈的子宫在做准备。但是，如果孕妈妈在足月前真的临产了，出现了真宫缩，却还认为是假宫缩而没有及时就医，后果就会很严重。所以，如何区别真假宫缩，对于孕妈妈而言，也是十分重要的。

真宫缩会使孕妈妈的宫颈消退，宫口张开，但这些孕妈妈是无法感觉到的。孕妈妈所感觉到的是宫缩变得规律、强烈，疼痛加剧。另外，以下的区别能够帮助孕妈妈分辨真假宫缩。

宫缩特征	假宫缩（Braxton Hicks 收缩）	真宫缩（临产）
频率	无规律 间隔时间不定，不会变得越来越短	规律 间隔时间越来越短
持续时间	长短不定 通常短于 20 秒	至少 30 秒 且会逐渐变长
强度	不会变强 孕妈妈不会觉得疼	逐渐变强 孕妈妈会感觉到疼痛（初时可能是像痛经或拉肚子一样的肚子疼，或是腰疼）
位置	下腹部和腹股沟的中部	从背部到腹部 放射状扩散至后背部和上腹部
其他	休息后会缓解	无论做什么都不会消失 活动可能使之加剧

　　但是，如果孕妈妈之前已经自然分娩过，或是因为其他原因在孕中、晚期流产或引产过，经历过真正的临产和分娩，那本次怀孕很有可能即使临产了，真宫缩也不会像上次那样那么剧烈、那么痛，但是孕妈妈的宫口已经开了。所以如果孕妈妈是经产妇，并且出现了有规律的宫缩，不管痛不痛，都要去看医生。

130 无痛分娩真的不痛吗？会不会对胎儿有不良影响？

无痛分娩，医学上称为"分娩镇痛"，可以让孕妈妈们不再经历疼痛的折磨，减少分娩时的恐惧和产后的疲倦。目前应用最为普遍的是硬膜外阻滞镇痛分娩法，具体做法是在产妇的硬膜外腔注射适量浓度的局部麻醉药及止痛剂，阻断硬膜外腔组织对子宫感觉神经的支配，减轻其在分娩过程中的疼痛。麻醉药一般剂量小，不影响产妇在分娩中的配合。

无痛分娩根据产妇体质及生理条件不同，所达到的效果也不尽相同，并非所有的分娩都能做到完全无痛。在无痛分娩过程中，大多数产妇可以达到无痛且能感受到子宫在收缩，也有极少数产妇在无痛分娩时还会感到疼痛，存在无痛分娩失败的情况。

顺利的无痛分娩不会对胎儿有任何影响。硬膜外阻滞镇痛分娩所用药物的剂量和浓度均较低，单位时间内进入产妇体内的药物远远少于剖宫产术。麻醉药直接注入硬膜外腔或者蛛网膜下腔，而非静脉，吸收进入母体再通过胎盘进入胎儿体内的药量微乎其微，对胎儿没有不良影响。

131 为什么孕晚期更要注意控制体重？

孕晚期的胎儿生长很快，胎儿所需的营养都是从孕妈妈体内获取的。如果孕妈妈进食过多、营养过剩，使自己超重，容易引发妊娠期高血压疾病、妊娠期糖尿病等，还容易造成巨大儿，造成分娩时的难产，增加剖宫产的概率。并且肥胖孕妈妈生下的宝宝将来肥胖的概率也较高，所以越是到孕晚期越要注意饮食，多吃富含优质蛋白质的低脂肉类、富含维生素的蔬菜，增加豆类、粗粮等的摄入，控制糖分和脂肪的摄入。

132 怀孕了，该什么时候补铁？

孕晚期应适当补充铁元素。铁是血红蛋白、肌红蛋白、细胞色素酶类以及多种氧化酶的组成成分。它与血液中氧的运输和细胞内生物氧化过程有着密切的关系。孕妈妈每天的需铁量为 15 毫克，除了维持自身组织变化，还要为胎儿生长供应铁质。铁是供给胎儿血液和组织细胞的重要元素。胎儿除了摄取生长发育所需要的铁质，还需要在肝脏中储存一部分铁质。同时，母体还要为分娩失血及哺乳准备铁质。

轻度缺铁性贫血是孕期较常见的一种并发症。轻度贫血对于妊娠及分娩的影响不大，而重度贫血可以引起早产、低体重儿或者胎死腹中。因此，为了预防妊娠期贫血，孕妈妈在孕期必须吃足量的含铁食物。

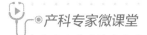 产科专家微课堂

补铁也要补维生素 C，以促进铁吸收

维生素 C 可以促进铁吸收，帮助制造血红蛋白，改善孕妈妈贫血症状。维生素 C 多存在于蔬果中，如鲜枣、橙子、猕猴桃、樱桃、柠檬、西蓝花、南瓜等均含有丰富的维生素 C。孕妈妈可以在进食高铁食物时搭配吃些富含维生素 C 的蔬果，或喝这些蔬果制成的蔬果汁，都是促进铁质吸收的好方法。

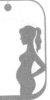

孕 8~10 月
孕期不适

133 什么是妊娠期高血压?

指怀孕期间孕妇出现的高血压,收缩压 ≥ 140mmHg 和(或)舒张压 ≥ 90mmHg,于产后 12 周内恢复正常,尿蛋白(–)。少数患者可伴有上腹部不适或血小板减少。

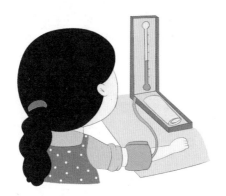

收缩压 ≥ 140mmHg 和(或)
舒张压 ≥ 90mmHg 为高血压

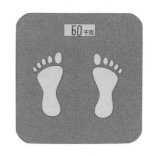

平时注意血压
和体重的变化

134 得了妊娠期高血压应注意什么? 该怎么办?

得了妊娠期高血压,应注意有无并发症及凝血机制障碍。

1 不适症状: 有本病高危因素及临床表现,特别是有头痛、视力改变、上腹部不适等症状出现时,孕妈妈要及时去医院就诊。

2 高血压：同一手臂至少测量2次，收缩压 ≥ 140mmHg 和（或）舒张压 ≥ 90mmHg 即可定义为高血压。对严重高血压患者［收缩压 ≥ 160mmHg 和（或）舒张压 ≥ 110mmHg］，为观察病情、指导治疗，应密切监测血压。

3 尿蛋白：高危孕妈妈每次产检时均应检测尿蛋白。尿蛋白检查应留取中段尿。24 小时尿蛋白 ≥ 0.3 克，或随机尿蛋白（+）即为蛋白尿。避免阴道分泌物或羊水污染尿液。

4 应进行以下常规检查：（1）血常规；（2）尿常规；（3）肝功能、血脂；（4）肾功能、尿酸；（5）凝血功能；（6）心电图；（7）胎心监测；（8）B 超检查胎儿、胎盘、羊水。

135 得了妊娠期高血压，怎么治疗？

妊娠期高血压治疗的目的是控制病情、延长孕周、确保母婴安全。治疗基本原则是休息、镇静、解痉，有指征的降压、利尿，密切监测母婴情况，适时终止妊娠。应根据病情轻重分类，进行个体化治疗。

产科专家微课堂

量血压的正确方法

1. 医院一般使用臂式血压计。测压时，孕妈妈要保持安静，不要说话。

2. 为确保测量的准确性，应选择型号合适的袖带（袖带长度应该是上臂围的1.5倍）。把血压计袖带气囊的中心放到肘窝偏内侧。袖带与心脏同一水平线，松紧以能插入1~2个手指为宜。

3. 测左侧血压，取坐位，身体挺直，露出胳膊，不要撸起袖子，也可隔一层衣服来测量。研究显示，衣服厚度不超过0.5厘米时，不会对测量结果造成影响。

4. 排空膀胱，不要憋尿测量。

136 得了妊娠期高血压，我和胎儿有什么风险？

得了妊娠期高血压，孕妈妈全身小血管痉挛，各系统、各脏器的血流量减少，特别是心、脑、肾、肝和胎盘缺血，可使相应脏器产生病理改变，对孕妈妈本身和胎儿都会造成损害，甚至会导致孕妈妈和胎儿死亡。具体的风险如下。

1 脑部血管痉挛：发生脑水肿、充血、贫血、血栓或出血。

2 肾血管痉挛：可致肾功能受损，形成蛋白尿、少尿、血浆尿酸和肌酐升高，严重时可致肾衰竭。

3 血管痉挛：致使血压上升、血管外周阻力增大、心肌缺血性坏死、肺水肿，严重时发生心力衰竭。

4 肝脏血管痉挛：导致缺血、缺氧，使肝脾坏死，严重者出现肝脏血肿甚至肝破裂，危及母亲和胎儿生命。

5 眼底小动脉痉挛：可致视力模糊、眼花，严重时可引起视网膜剥离或暂时性失明。

6 子宫、胎盘血液灌流量下降：可使血管硬化、胎盘功能下降、胎儿生长受限、胎儿窘迫，若胎盘血管破裂可致胎盘早剥，严重时会导致孕妈妈和胎儿死亡。

7 血液系统：可使血液浓缩，且往往伴随因凝血因子缺乏或变异所致的高凝状态或凝血功能损害，容易发生产后大出血甚至休克。

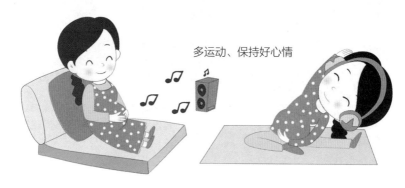

多运动、保持好心情

137 得了妊娠期高血压，还能自然分娩吗？

妊娠期高血压患者，如无产科剖宫产指征，原则上可以考虑自然分娩。但如果不能短时间内自然分娩，病情有可能加重，可考虑放宽剖宫产指征。

分娩期间的注意事项：注意观察自觉症状变化；监测血压并继续降压治疗，应将血压控制在 160/110mmHg 以下；监测胎心变化；积极预防产后出血；产时不可使用任何麦角新碱类药物。

138 早产了，医生会如何处置？

① 处理原则：
　　· 孕 34 周后的早产，可顺其自然。
　　· 孕 34 周前，若胎儿存活、无胎儿窘迫、无胎儿畸形、胎膜未破、无严重妊娠并发症，则应设法抑制宫缩、延长孕周。
　　· 早产不可避免时，应尽力提高早产儿的存活率。必要时转院到有早产儿救治经验的医院。
② 左侧卧位休息。
③ 抑制宫缩。
④ 促胎肺成熟。
⑤ 预防感染。
⑥ 早产分娩处理：吸氧，会阴侧切，儿科医生到场准备抢救早产儿。

139 早产儿会有什么问题？

胎龄是指从最后1次正常月经第1天起至分娩时止的这段时期，一般以周为单位，胎龄小于37周的新生儿为早产儿。

1 **外观特点**：皮肤绛红、水肿、毳毛多，头显得更大（占全身比例的1/3），头发细而乱，耳壳软、缺乏软骨，耳舟不清楚，乳腺无结节或结节小于4毫米，男婴睾丸未降或未全降，女婴大阴唇不能遮盖小阴唇，指（趾）甲未达指（趾）端，足底纹理少。

2 **呼吸系统**：早产儿呼吸浅、快且不规则，易发生周期性呼吸及呼吸暂停，其发生率与胎龄有关，胎龄越小发生率越高，常于出生后第1、2天出现。因肺泡表面活性物质少，易发生呼吸窘迫综合征。由于肺发育不成熟，容易因高气道压力、高浓度氧、感染及炎性损伤而致支气管肺发育不良，即慢性肺疾病。

3 **循环系统**：早产儿心率偏快，血压较低，部分早产儿早期可有动脉导管开放。

4 **消化系统**：早产儿吸吮力差，吞咽反射弱，胃容量小，常出现哺乳困难或因乳汁吸入引起吸入性肺炎；其消化酶含量接近足月儿，但胆酸分泌少，脂肪的消化吸收较差；缺氧、缺血、炎性损伤或喂养不当等不利因素易引起坏死性小肠结肠炎；由于胎粪形成较少及肠蠕动差，胎粪排出常延迟；肝功能更不成熟，生理性黄疸程度较足月儿重，持续时间更长，且易发生核黄疸；肝脏合成蛋白能力差，糖原储备少，易发生低蛋白血症、水肿或低血糖。

5 **泌尿系统**：早产儿肾浓缩功能更差，肾小管对醛固酮反应低下，对钠的重吸收功能差，易出现低钠血症；葡萄糖阈值低，易出现糖尿；碳酸氢根阈值极低，肾小管排酸能力差；由于普通牛乳中蛋白含量及酪蛋白比例均高，早产儿食用后可致内源性氢离子增加，当超过肾小管的排泄能力时，会引起晚期代谢性酸中毒，表现为面色苍白、反应差、体重不增和代谢性酸中毒。因此人工喂养的早产儿应采用早产儿配方奶粉。

6 血液系统：早产儿血容量为 85~110mL/kg，周围血中有核红细胞较多，白细胞和血小板含量稍低于足月儿。大多数早产儿在出生后第 3 周末血内嗜酸性粒细胞增多，并持续 2 周左右。由于早产儿红细胞生成素水平低下、先天性铁储备少、血容量增加迅速，因此，早产儿的生理性贫血出现早，而且胎龄越小，贫血持续时间越长，程度越严重。

7 神经系统：早产儿的神经系统成熟度与胎龄有关，胎龄越小，原始反射越难引出或反射不完全。此外，早产儿尤其是极低出生体重儿脑室管膜下存在发达的胚胎生发基质，易发生脑室周围 - 脑室内出血及脑室周围白质软化。

8 体温：早产儿体温调节中枢功能更不完善，棕色脂肪少，产热能力差，寒冷时更易发生低体温，甚至硬肿症。汗腺发育差，环境温度过高时，体温亦易升高。

9 免疫系统：免疫球蛋白 IgG 虽可通过胎盘，但与胎龄相关，胎龄越小，IgG 含量越低；IgA 和 IgM 不能通过胎盘，因此早产儿易被细菌感染，尤其是革兰阴性杆菌感染。

140 孕 32 周之后出现宫缩，什么情况下必须看急诊？

❶ 宫缩进行性增强，经过休息、改变体位等无法缓解或控制。

❷ 胎膜早破。

❸ 脐带脱垂。

❹ 腹痛明显伴阴道少量出血。

❺ 阴道大量出血且往期产检时提示胎盘位置较低或明确诊断前置胎盘。

❻ 宫缩逐渐规律，伴胎儿下降感明显和（或）见红。

❼ 自觉胎动较之前明显减少。

141 脐带绕颈，宝宝颈部有压痕，会不会勒坏了？

脐带富有弹性，因其血管呈螺旋状盘曲，故有很大的伸展性。脐带绕颈后，只要不过分压迫，不至于影响脐带的血流，多数胎儿不表现出任何异常。

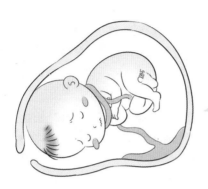

宝宝出生后，脐带残端脱落后留下的"疤痕"最后会成为宝宝的肚脐

142 发生脐带绕颈后，能不能自然分娩？

脐带绕颈对胎儿的主要危险表现在分娩过程中。如果绕颈不紧，而且绕颈之外还有足够长度的脐带游离，则不影响胎儿，自然分娩时产程相对顺利，胎心正常。若绕颈圈数多而紧，则可致胎儿缺氧、胎心率改变，严重时还可引起胎盘早期剥离，危及孕妈妈与胎儿安全，此时，忌自然分娩。

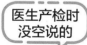

胎儿太顽皮，就容易脐带绕颈

胎儿在子宫里是不闲着的，一般从孕 17~20 周有胎动开始，他们的本领会一天天强大起来，尤其是那些活泼爱动的胎儿，到了孕中、晚期，转体、翻身、拳打脚踢都不在话下，可一不小心就把脐带绕在了自己的脖子上。脐带绕颈会让很多孕妈妈担心。一般三分之一的胎儿出生时都会有脐带绕颈情况，不必过分担心，只是孕妈妈要注意胎动变化。

143 发生脐带绕颈后，分娩时有什么需要注意的？

发现脐带绕颈要引起重视，医生会密切观察产程，如产程进展不顺利伴胎心不正常，建议以剖宫产为好；如产程顺利，胎心正常，也可以尝试自然分娩，但应加速娩出，及时松解、钳夹及剪断绕颈的脐带，必要时进行手术助产。

144 前壁胎盘和前置胎盘有关系吗？

前壁胎盘指胎盘位于子宫前壁。也有的胎盘位于子宫后壁，这都是正常现象。孕 28 周后，若胎盘附着于子宫下段，甚至下缘达到或覆盖宫颈内口，位置低于胎先露部，则称为前置胎盘。

前置胎盘的病因目前尚不清楚，除与多次流产及刮宫、高龄初产妇（大于 35 岁）、产褥感染、辅助生殖技术受孕、子宫形态异常等高危因素有关外，还与子宫内膜病变或损伤、胎盘异常以及受精卵滋养层发育迟缓等有关。

胎盘异常包括大小和形状的异常，主要表现为以下几个方面：

① 胎盘面积过大而延伸至子宫下段，双胎妊娠的前置胎盘发生率较单胎妊娠高 1 倍。
② 胎盘位置正常而副胎盘位于子宫下段接近宫颈内口。
③ 膜状胎盘大而薄，扩展到子宫下段。

由此可见，前壁胎盘和前置胎盘是没有关系的。

145 胎盘位置低要注意什么？

❶ 如有出血，应密切观察出血、腹痛情况。

❷ 卧床休息，减少活动，取左侧卧位，尽量减少干扰，降低阴道出血的概率。

❸ 保证营养，防止贫血，抑制子宫收缩。

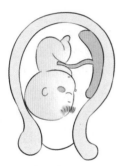 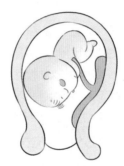 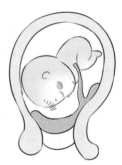

正常胎盘的位置　　　　　　边缘性前置胎盘　　　　　　完全性前置胎盘

 ◎产科专家微课堂

胎盘的位置

　　胎盘负责合成和分泌激素，以及供应胎儿所需的营养。胎盘附着在子宫的位置是很有讲究的，一般做 B 超的时候医生会顺便看上一眼。胎盘附着在腹部就是前壁胎盘，附着在靠近背后的位置就是后壁胎盘，附着在子宫侧面就是侧壁胎盘，这些都是正常的。

　　但前置胎盘就是另外一个概念了。前置就是指胎盘接近宫口。前置胎盘是一种严重的妊娠期并发症，如果孕妈妈出现无诱因、无痛性的反复阴道流血，那就要做 B 超确认是否为前置胎盘，以及前置胎盘的类型了。

146 胎儿小于孕周，是怎么回事？

孕妈妈因素：孕妈妈营养不良、并发妊娠期高血压疾病、多胎妊娠、前置胎盘、胎盘早剥、过期妊娠、妊娠期胆汁淤积症等；或孕妈妈合并心脏病、慢性高血压、肾炎、贫血等，均可使胎盘血流量减少，灌注量下降；此外，孕妈妈吸烟、吸毒、酗酒、宫内感染、接触放射线或毒物等，均可致胎儿小于孕周。

胎儿因素：胎儿内分泌异常或基因、染色体异常。

其他：胎盘病变、脐带过长或过细等。

147 胎儿小于孕周，该怎么办？

如果孕妈妈的宫高、腹围、体重增加缓慢，那么就要考虑胎儿生长受限的可能。测量胎儿头围／腹围比值、胎儿双顶径、羊水量、胎盘成熟度，以及脐动脉血流等，有助于诊断胎儿生长情况。

胎儿生长受限治疗越早，效果越好。早于孕 32 周开始治疗效果佳，超过孕 36 周治疗效果差。孕妈妈应多卧床休息，均衡饮食，吸氧，左侧位卧床，增加胎盘血液循环。必要时，可配合医生进行相应的治疗。

若治疗后胎儿生长受限毫无改善，监护反应差，有宫内缺氧、胎盘老化等表现，或孕妈妈妊娠并发症病情加重，危及胎儿安全，应尽快终止妊娠。生长受限的胎儿对缺氧耐受力差，难以忍受分娩过程中子宫收缩的缺氧状态，要适度放宽剖宫产的指征。

148 孕晚期耻骨联合处疼痛怎样通过瑜伽缓解？

耻骨联合处疼痛是由于孕晚期大腿内收肌群无力，受松弛素影响，再加上胎儿头部入盆后给耻骨联合处施加压力而引起的。如果孕妈妈此时出现耻骨疼痛，应避免重力下的开髋，如做屈膝下蹲的动作，否则会引发更加强烈的疼痛。

瑜伽缓解办法：做髋内旋的动作，加强大腿内侧内收肌的力量，强化腹横肌力量。

体式一：英雄坐。放平瑜伽砖，臀部坐在上面，并保持双膝并拢。

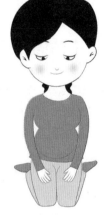

眼注视鼻尖

坐直
腹部收紧
手放在大腿上

膝盖并拢

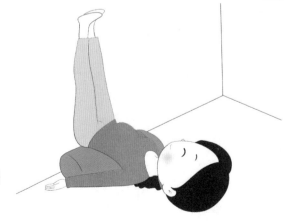

体式二：靠墙倒箭式。身体与腿部保持90°，臀部下方垫个毛毯，让双腿向内收，大脚趾并拢。

孕 8~10 月
孕期检查

149 胎心监护主要看什么?

胎心监护的原理和多普勒听胎心是一样的,它比多普勒听胎心的时间更长,一般需要 20 分钟或更久。做胎心监护时会将两个探头用绑带固定在孕妈妈的肚子上,一个探头收集胎心,另一个探头感受宫缩。

有并发症的孕妈妈,孕 34 周后每次产检时进行一次胎心监护。在分娩未发动前即无宫缩、无外界负荷时进行的胎心监护也可以认为是无应激试验(NST),可以了解胎儿的储备能力。通过胎心率的变化,可以了解胎儿的储备情况和耐受情况,所以胎心监护是一项非常重要的检查。如果第一次胎心监护效果不佳,医生可能会让孕妈妈休息、吸氧之后再进行一次。孕妈妈在做胎心监护时可以平躺,也可以侧卧,左侧卧位可增加胎盘的血流灌注,对胎儿也有益处。

到了孕晚期,每周一次的产检都需要做一次胎心监护,如果孕妈妈已经住院了,医生至少每天会给孕妈妈做一次胎心监护。孕妈妈或许会对监护仪上跳动的数字和画出的图线感到迷惑,医生们到底在看什么呢?

首先,胎心监护图上一般会有两条曲线,一条记录的是胎心率的变化情况,一条记录的是宫缩情况。

如果在胎心监护的 20 分钟内,胎儿的胎心有一个比较稳定的速度基线,达 110~160bpm,孕妈妈也可以理解为胎儿的心跳大多数时间在110~160bpm,并且有两次在胎动时胎心率加快,每次持续至少 15 秒,那么胎心监护结果就是正常的、令人满意的。结果显示"胎心监护反应型，NST（＋）"，也意味着胎儿目前状况良好。

如果胎儿活动时胎心率没有加快，或者 40 分钟内一次也没有动，那么结果就是"无反应型"。胎心监护结果为"无反应型"不表示胎儿就一定不正常，孕妈妈可能需要先去活动一下，吃些东西，和胎儿说说话，让他醒一醒、动一动，1 小时后再做一次，或者做进一步检查，比如胎儿生物物理相评分。但是还是要注意，胎心监护结果为"无反应型"可能表示胎儿宫内缺氧或者胎盘有问题。医生可能会让孕妈妈再做个 B 超看看羊水多少，做胎儿脐动脉 S/D 或胎儿大脑中动脉的血流评估，再根据孕妈妈的基础病情，决定要继续观察、做催产素点滴试验、引产或是剖宫产等。

另外，做胎心监护时还可以检测到宫缩。当然这取决于宫缩探头放置的位置、绑带的松紧程度、孕妈妈腹部脂肪的厚度等，所以不一定准确。不过尽管如此，还是能为医生提供一定的信息，如是否有宫缩、宫缩的间隔时间、宫缩的持续时间，以及宫缩期间胎心率是否发生变化。如果宝宝的胎心率在宫缩期间放慢了，就可能表示孕妈妈的胎盘状况不良，胎儿的氧气供应有困难。

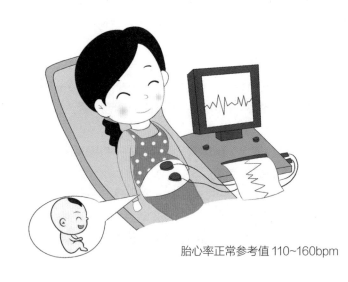

胎心率正常参考值 110~160bpm

150 做胎心监护要注意什么？

无特殊疾病的普通孕妈妈，一般从孕 32 周开始进行胎心监护，也就是我们常说的"胎监"。如果怀疑或确诊妊娠期高血压疾病等孕期并发症，可能影响胎儿，则要尽快开始行胎心监护。

151 "阴拭子"检查怎么做？

孕 36 周左右做产检时，除了常规的量宫高、量腹围、称体重、量血压、验尿和做胎心监护，还有一项新的检查要做，就是做"阴拭子"检查。简单来说，就是用一根小棉签蘸取阴道的分泌物后送到细菌室培养，看有没有细菌、真菌生长，以判断孕妈妈是否有外阴阴道感染。或许孕妈妈在之前就已经做过了这种检查，如果孕妈妈外阴阴道瘙痒、分泌物增多而且有异味甚至臭味，医生就会给孕妈妈做个"阴拭子"检查来看看是不是有感染，这项检查基本不会有痛感，也不会影响胎儿，敬请放心。

另外，如果孕妈妈提前破水了，常规也要取"阴拭子"做培养，寻找一下破水的原因，看是不是感染引起的。如果培养结果提示有特殊的细菌或真菌感染，还得继续做药敏，看看这些菌对哪种药敏感，为医生制订抗感染的用药方案做参考，在产前就进行抗感染的治疗，把新生儿感染的风险降到最低。

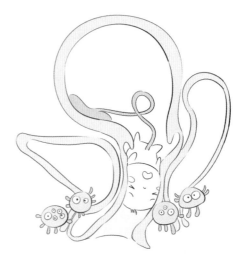

阴拭子检查可排查阴道是否有炎症

152 阴道真菌感染影响胎儿吗？

孕期若发生阴道真菌感染，不仅会影响孕妈妈，还会影响胎儿，导致流产、早产、死胎甚至新生儿死亡。

153 阴道真菌感染后该怎么治疗？

① 可用抗真菌药治疗。
② 局部阴道栓剂。
③ 用药后需复查。
④ 如分娩时感染仍未治好，可能导致侧切伤口感染、产褥感染。

154 B 族链球菌感染可怕吗？

可能引起的胎儿并发症

B 族链球菌感染可分为早发型（新生儿出生 1 周内发生）和晚发型（于产后 7 天至 3 周发生）两组。

早发型 占 70%~85%，由母亲垂直传播，表现为新生儿肺炎、败血症等，其中早产儿占 36%，其病死率为 25%，足月儿病死率为 5%。

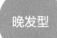**晚发型** 可垂直传播或横向传播，表现为菌血症、脑膜炎、肺炎等，其中早产儿占 13%，其病死率为 5%~10%。

可能引起的母体并发症

❶ 绒毛膜羊膜炎、内膜炎、伤口感染。
❷ 合并其他菌感染。
❸ 2%~3% 会引发泌尿系统感染。
❹ 严重者可导致产褥期败血症。

155 B 族链球菌感染后该怎么办？

美国疾病控制中心（CDC）建议：

（1）孕 35~37 周筛查，培养结果为阳性者，分娩时给予预防性治疗。

（2）若没有既往培养结果，对所有已知存在危险因素的孕妈妈，如体温超过 38℃、妊娠少于 37 周、既往产儿曾患 B 族链球菌感染性疾病或胎膜破裂时间超过 18 小时者，分娩时应予以预防性抗生素。

（3）先兆早产和胎膜早破者，也应予以筛查。

（4）产前治疗应包括静脉注射抗生素。

（5）分娩方式的选择：参考有无产科指征，一般认为，B 族链球菌感染本身不倾向于任何分娩方式。

（6）医生要注意观察新生儿，关注其感染征象，必要时转入儿科观察。

孕8～10月
重要孕事盘点

孕8月

1 第二次孕吐期

由于体质不同，有些孕妈妈可能会在孕8月的时候又开始出现孕吐，不要担心，这是正常现象，而且可能一直持续到分娩后才会结束。如果孕吐反应十分严重，就去医院检查一下，如果没什么大问题，就忍一忍吧，或者请医生开中药调理一下，会有帮助的。

2 皮肤会有黑色素沉淀

到了孕8月，孕妈妈体内会大量分泌动情激素、黄体素等激素，其中动情激素会促使黑色素细胞的活动力增强，因此孕妈妈容易出现黑色素沉淀的现象，特别是脖子上、腋窝下。不用担心，这是正常现象，一般在分娩后半年左右会恢复正常。当然，孕妈妈也可以使用一些合适的护肤品。

3 去上分娩课

孕妈妈可以去上一下分娩课了。

分娩课的内容主要有怀孕期间孕妈妈的身体变化、胎儿的变化、怀孕期营养、孕妇保健操、孕期的安全问题、孕期不适及对策、产前检查项目和内容、各种胎教方法、分娩的过程、应付阵痛的方法、产后注意事项等。

准爸爸记事簿

1. 为孕妈妈的出行做好保障工作。

2. 经常为孕妈妈进行按摩。

3. 理解孕妈妈的抱怨和牢骚，克制自己的性欲望。

孕9月

1 会感到呼吸困难

在孕晚期，由于子宫增大，心脏负担增加，孕妈妈有时候会出现呼吸困难的现象。可以尝试通过以下方法缓解：(1)在呼吸困难的时候改变姿势；(2)放慢自己的动作，减轻心脏负担；(3)坐姿挺直，让肺部放松；(4)经常做些运动；(5)睡觉时采取侧躺姿势。

3 有时候会感觉腹部发硬

为分娩做准备，子宫会频繁、不规则地收缩，宫缩常在夜间发作，白天好转；站立活动时多发作，休息后好转。孕妈妈常常会因此感到腰酸和腹胀，也有的会觉得肚子发硬。

2 劳逸结合

到了这个月，孕妈妈很容易感到疲劳，需要及时休息，适当增强体力，做到劳逸结合。还在坚持工作的孕妈妈，中午尽量争取时间睡个午觉。

4 体重持续增加

到了本月，孕妈妈的体重可能还会持续增加，不用担心。如果在一周内增加500克以内，那还是正常的；如果增加超过500克，就要减少淀粉类、水果类食物的摄入量，增加蛋白质的摄入量，降低体重的增长速度。

准爸爸记事簿

1. 帮助孕妈妈放松心情。
2. 准爸爸也要克服自己的孕期抑郁症。
3. 为孕妈妈准备好分娩用品。

孕10月

1 随时都有可能分娩

在本月出生的胎儿都是足月儿，不用再担心早产的问题了。孕妈妈要随时做好准备，因为胎儿现在可是迫不及待地想要来到这个世界上呢。

3 体重达到最高点

本月孕妈妈的体重将达到最高点，并且胎儿的体重也达到最重，孕妈妈的体重比孕前增重10千克左右。当然，这是暂时的，分娩后，孕妈妈的体重会明显减轻。

2 子宫颈和阴道趋于软化

到了孕10月，孕妈妈的子宫颈和阴道会趋于软化，这样就可以使子宫颈和阴道更容易伸缩，同时分泌物也会增加，起到润滑的作用，为后续胎儿的娩出做好准备。

4 过期妊娠怎么办

正常情况下，胎儿在母体中的时间为40周，如果达到或超过42周，就被称为过期妊娠。这时，由于母体胎盘的功能可能已经减退，导致供血量不足，所以，胎儿患病、死亡的可能性很高。因此，医生大多会在孕妈妈怀孕42周内帮助其结束妊娠。

准爸爸记事簿

1. 为孕妈妈做好产前准备。
2. 检查入院清单及分娩物品。
3. 提前熟悉医院环境。
4. 孕妈妈分娩时在身边陪伴。

孕 8 月
所需关键营养

增加蛋白质	供给牛磺酸	补充 DHA

增加蛋白质

- 孕晚期是胎儿生长加速期，需要更多的蛋白质供给。
- 鱼肉、鸡肉、鸭肉、大豆、豆腐等。

供给牛磺酸

- 能提高胎儿视觉功能，促进视网膜的发育，同时促进大脑生长发育。
- 牡蛎、扇贝、墨鱼、动物肝脏等。

补充 DHA

- DHA 参与胎儿脑细胞的形成和发育，孕晚期是胎儿大脑发育的又一次高峰期，一旦缺乏 DHA，会影响胎儿的智力。
- 橄榄油、核桃、三文鱼等。

美术胎教 ●●●

提高胎儿的审美能力

孕 8 月
暖心胎教

美术胎教中存在着各种各样的方法，欣赏图画只是其中的一种。其实画画、做十字绣、剪纸、折纸、捏泥人、做陶艺、编中国结等也都属于美术胎教的范畴，不仅能够让孕妈妈的注意力高度集中，还可以使其内心很快安定下来。

孕 9 月
所需关键营养

增加铁的摄入	增加维生素 B$_1$	补充膳食纤维

- 孕晚期要重视铁的补充，每日达到29毫克。
- 猪肉、牛肉、羊肉、动物肝、动物血等。

- 能增强视觉功能，促进视网膜的发育，同时促进大脑的发育。
- 发酵食物、全麦、花生、猪肉、牛奶等。

- 孕晚期胎儿增大，孕妈妈肠胃受到的挤压更严重，增加膳食纤维的摄入能增加肠动力，避免便秘。
- 大多数蔬菜和水果、全谷杂粮、薯类、豆类等。

散步胎教 ●●●

控制体重，帮助分娩

孕妈妈呼吸新鲜的空气，可以使胎儿的脑部变得更加发达。为了能够经常呼吸到新鲜的空气，孕妈妈应养成到空气新鲜的地方散步的习惯。

孕 9 月
暖心胎教

孕 10 月
所需关键营养

必需脂肪酸	铜	多种维生素

- 充足的必需脂肪酸能促进脑力发展，有利于胎儿储存皮下脂肪。
- 各种植物油及禽肉，如鸡肉、鸭肉等。

- 铜能促进结缔组织的形成，在神经系统中有重要作用。
- 口蘑、海米、芝麻酱、葵花籽等。

- 孕晚期要补充充足的维生素，可辅助预防孕妈妈贫血，又能预防胎儿出生后出现贫血。
- 各种蔬菜和水果。

音乐胎教 ●●●

安抚宝宝，并促进大脑发育

孕 10 月
暖心胎教

　　音乐胎教是一个由音乐贯穿起来的系统而综合的胎教方式，包括聆听、律动、冥想、歌唱等多种形式。音乐胎教可促使胎儿脑神经元的轴突、树突及突触的发育，为提高其后天的智力及发展音乐天赋奠定基础。日常生活中，孕妈妈多播放点自己喜欢的音乐，胎儿也会跟着津津有味地欣赏。

孕 8~10 月 怀孕手记

生理心理变化	体重		孕晚期孕妈妈的开心照片或做 B 超时胎儿的照片
	胎心		
	有无出血状况		
	有无生病		
	妊娠反应		
产前检查	检查结果		
	我的反应		
	丈夫的反应		
	我咨询的问题和得到的解答		
	服用药物情况		
	胎动情况		

我遇到的困惑
和得到的解答

趣言趣事

和孕妈妈
交流经验

宝宝，妈妈
想对你说

孕晚期感想

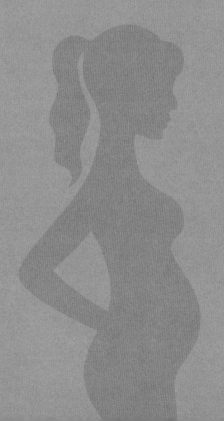

Part 4

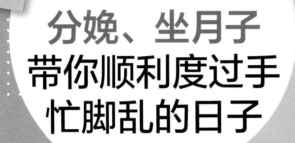

分娩、坐月子
带你顺利度过手
忙脚乱的日子

自然分娩和剖宫产

自然分娩的三大产程

从规律性子宫收缩开始到胎盘娩出为止的全过程称为总产程，自然分娩的总产程又可以分成三大产程。

第一产程

从临产开始直至宫口完全扩张即开全（10指）为止。初产妇需经历11~12小时，经产妇为6~8小时。

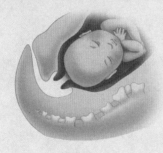 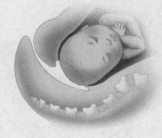

宫口开大到3指之前。约需8个小时。这个阶段，宫口扩张较为缓慢，宫缩疼痛也较为温和。

宫口从3指开大到10指。约需4个小时。这个阶段宫口扩张加速，宫缩疼痛也越来越强烈。

第二产程

指从宫口开全到胎儿娩出的阶段。初产妇需1~2小时，一般不应超过2小时；经产妇通常数分钟即可完成，但一般不应超过1小时。在这

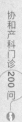

个阶段，胎头会慢慢往下降，产妇感到疼痛的部位也逐渐往下移。胎头经由一定方向旋转下降，直至娩出。

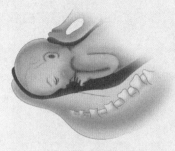

❶ 宝宝的头娩出，脖子抵达阴蒂

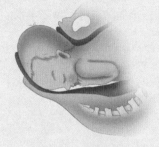

❷ 宝宝的头娩出，产妇外阴可见

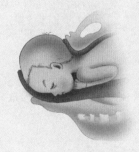

❸ 宝宝的头娩出，产妇会阴出现松弛

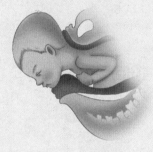

❹ 宝宝的头完全娩出

第三产程

指从胎儿完全娩出到胎盘娩出的阶段，需5~15分钟，最多不超过30分钟。

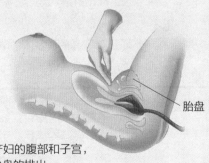

胎盘

医生按压产妇的腹部和子宫，可以加速胎盘的排出

剖宫产的流程

剖宫产手术流程一览表

各个医院进行剖宫产手术的流程有些不同，但一般情况下遵循以下步骤。

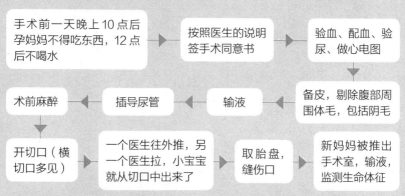

剖宫产前与医生沟通

在进行剖宫产手术前，如果对手术有什么疑问，一定要及时和医生沟通，了解清楚，以确保手术顺利进行。

剖宫产手术开始

胎儿的诞生
医生确定麻醉药起作用后，便会开始手术，一般持续1~2小时。在手术开始的10分钟左右，宝宝就会诞生。伴随着宝宝响亮的啼哭，医务人员开始给宝宝进行必要的检查，之后将宝宝送回到母亲面前。

子宫缝合
缝合子宫时，医生会仔细检查孕妈妈的子宫和卵巢是否有异常。内部缝合好后，手术就结束了。一般情况下，手术缝合的线都采用可吸收的线，这样就不用拆线了。

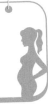

要跟宝贝见面了

156 自然分娩要做什么准备？

自然分娩的妈妈身体恢复快，而且新生宝宝的免疫力也较强，所以自然分娩对妈妈和宝宝来说都是一件好事。那么，自然分娩要做些什么准备呢？

1 做好产前检查，综合评估是否适合自然分娩。

2 孕期关注体重变化，做好身体准备。尤其是孕晚期要适当控制体重，在饮食上多注意，要吃一些富含蛋白质同时容易消化的食物，要多吃鸡蛋、牛奶，尽量不吃油腻的食物，避免营养过剩，导致胎儿巨大，影响分娩。

3 适当锻炼，增强分娩的力量，散步、爬楼梯、做提肛运动都对自然分娩有好处。

4 要做好充分的心理准备，保持良好的心态，克服对分娩的恐惧。记住：一般情况下，90% 的孕妈妈可自然分娩，用平常心迎接分娩的到来便可。

5 关于临产时该如何配合医护人员，可提前学习一些关于分娩的小知识或咨询专业助产士。

6 除了必备的妈妈生活用品和新生儿衣服、包被等，还应准备证件、产检资料。

157 开好住院条后，该如何办理住院手续？

一般情况下，产妇需带着住院通知单（住院条）、产前保健手册到住院处办住院手续，填写有关表格、交住院押金后，住院处的工作人员开押金收据单，住院手续就办完了。之后产科护士送产妇到病房里，与病房的护士交接。当然，遇到紧急情况时，医院会在最短的时间内把产妇送至产科。

158 什么情况下需要引产？

引产是指运用药物或器械等手段促使分娩发动，以争取自然分娩，避免剖宫产等手术助产。引产时，应从母婴两方面认真考虑。

胎儿方面

❶ 胎儿畸形或胎死宫内。

❷ 孕妈妈出现绒毛膜羊膜炎，继续妊娠可能造成胎儿宫内感染。

❸ 胎盘功能减退、胎盘早期剥离，必须立即终止妊娠；部分性前置胎盘反复出血，而妊娠已近足月，胎儿出生后已可存活。

❹ 胎儿宫内环境不良，继续妊娠可能对胎儿造成危害，甚至导致胎死宫内，相比而言，宫外环境相较宫内环境更有利于新生儿存活，这种情况包括：母子血型不合、严重的胎儿宫内发育迟缓、急性羊水过多等。

❺ 胎膜早破后，24 小时还未临产。

母亲方面

❶ 孕妈妈患有某些内科疾病不宜继续妊娠，如慢性肾炎、肾盂肾炎屡次发作，患慢性高血压等。

❷ 孕妈妈患妊娠期高血压疾病，胎儿已成熟。

❸ 预防过期妊娠，妊娠已达 41 周以上。

159 剖宫产应做什么准备？

1 全面了解孕妈妈的情况并做相关检查：孕妈妈刚住院时，主管医生都要到她床旁询问病史，包括孕前病史、生育史、月经史，以及整个孕期的情况，还会为孕妈妈做全面的体格检查和产科检查，以及一些手术前必要的检查。

2 确定手术方案和时间：待所有检查结果齐全后，主管医生会向病房主任汇报孕妈妈的具体情况，制订手术方案，确定手术日期。

3 签署手术和麻醉同意单：主管医生会找病人家属谈话，介绍手术方案以及手术时可能出现的问题，并请夫妇二人共同签署手术同意单。手术前，麻醉师也会向家属和孕妈妈介绍术中的麻醉方案以及可能出现的问题，并请家属和孕妈妈签署麻醉同意单。

⚕ 产科专家微课堂

剖宫产前需要做的各种检查

体格检查：体重、体温、血压、心率和呼吸音；产科检查：测量子宫底高度、腹围、胎心率、胎位、骨盆大小，做胎心监护和 B 超等；化验项目：血常规、尿常规、凝血功能检测，必要时还会检测肝功能、肾功能，以及做心电图。

Part 4
分娩、坐月子 带你顺利度过手忙脚乱的日子

160 什么情况下需做剖宫产手术？

做剖宫产手术的指征

胎儿指征

胎儿宫内窘迫（胎心率异常）；胎位异常（横位、额先露、颏后位等）；脐带脱垂；巨大儿。

母体指征

骨盆狭窄；梗阻性肿瘤；阴道重建性手术；内科并发症（如心肺疾病、血小板减少症、胎盘早剥、前置胎盘等）。

分娩时变动指征

产程进展受阻、相对头盆不称、胎位为枕后位或横位。

做剖宫产手术的时机

选择性剖宫产

主要根据胎儿成熟度和状态选择时机，通常选择孕 39 周后进行。

紧急剖宫产

孕妈妈重度子痫前期、胎盘早剥、脐带脱垂、梗阻性分娩、（先兆）子宫破裂、胎儿宫内窘迫等时需紧急行剖宫产。

161 临产后，出现什么情况需要住院？

1 明确产妇为足月先兆临产且无自然分娩禁忌证后，可让产妇回家观察，但务必嘱咐产妇如果宫缩逐渐转强、转规律，或者出现阴道出血、流水，或者自觉胎动异常，或者有其他不适，应立即返院接受治疗。

2 有自然分娩禁忌证而需要剖宫产终止妊娠的产妇，在出现临产症状后应入院准备剖宫产终止妊娠。

162 临产住院后一般会做什么检查？

1 核对产前检查资料，如果近期（一周内）没有做过血常规、凝血功能检测和 B 超，需做以上检测。

2 核对孕周，如为早产临产须按早产处理。若为足月临产，则收入待产室观察产程进展。

3 有自然分娩禁忌证、需做剖宫产手术结束妊娠的产妇，住院后便要做剖宫产术前准备。

4 就诊时初步判断已临产的产妇，一定要做阴道检查，以评估宫颈消退、宫口开放、先露位置、胎膜完整情况。就诊时初产妇宫口近开全或经产妇宫口开大至 4 指时，要尽快将产妇送入产房准备接产。

163 B 超检查时，估计胎儿比较大，能不能自然分娩？

B 超估重不是绝对准确的，存在一定误差，上下浮动 500 克都是正常的。能否自然分娩需要综合判断产妇骨盆大小、胎儿体重、胎头位置及产力强弱四项指标。原则上来说，医生建议自然分娩，就可以先自然分娩，也需要做好自然分娩失败转剖宫产的准备，具体问题具体分析。

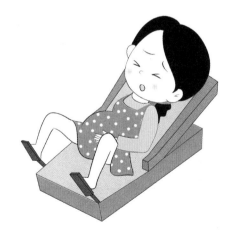

164 超声测量宝宝的双顶径长 9.6 厘米，我的骨盆出口横径只有 8 厘米，可以自然分娩吗？

产科检查中，出口横径的正常值为 8.5~9.5 厘米，通过测量坐骨结节间径来得出。若此值小于 8 厘米，应加测出口后矢状径（为坐骨结节间径中点至骶骨尖端的长度，肛查可测），正常值为 8~9 厘米，此值不小便能弥补稍小的坐骨结节间径。出口后矢状径与坐骨结节间径值之和大于 15 厘米，表示骨盆出口平面狭窄不明显。

骨盆出口平面临界性狭窄的诊断标准：坐骨结节间径小于 7.5 厘米，出口后矢状径与坐骨结节间径值之和小于 15 厘米。

一般情况下，孕 38 周时宝宝的双顶径为 91 毫米，孕 39 周为 93 毫米，孕 40 周为 95 毫米。

但是，胎儿的头骨不像成人头骨那样紧密地连在一起，其前额和后脑处的头骨并未接合，所以会形成两处松软的地方，即囟门。囟门给予宝宝头颅重塑的空间，保证其身体最大的部分——头部可以受压变形以顺利通过产道。

综上，孕妈妈骨盆出口横径 8 厘米、超声测量宝宝的双顶径为 9.6 厘米时，在没有其他异常情况的前提下，产科医生优先建议自然分娩。分娩过程中，根据母婴监护结果决定是否需要手术助产处理。

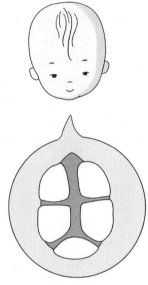

胎儿的头骨软且存在生理间隙，会在通过产道的时候自然变形

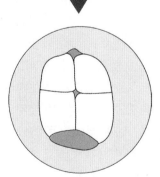

头盖骨的自动调整会在宝宝出生后几天还原，但是留有缝隙，特别是前囟门

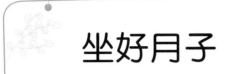

坐好月子

165 怎么做到母乳喂养？

推荐母乳喂养，按需哺乳。母婴同室，做到早接触、早吸吮。在重视心理护理的同时，指导正确的哺乳方法。介绍下面 8 种方法：

❶ 于产后半小时内开始哺乳，此时乳房内乳量虽少，但可通过新生儿吸吮动作刺激泌乳。

❷ 哺乳的时间及频率取决于新生儿的需要及母亲感到奶胀的情况。

❸ 哺乳前，母亲应先洗手。

❹ 哺乳时，母亲及新生儿均应选择最舒适位置，一手拇指放在乳房上方，其余四指放在乳房下方，将乳头和大部分乳晕放入新生儿口中，用手托住乳房，防止乳房堵住新生儿鼻孔。让新生儿吸空一侧乳房后，再吸吮另一侧乳房。

❺ 哺乳后佩戴合适的棉质乳罩。每次哺乳后，应将新生儿抱起轻拍背部 1~2 分钟，以排出胃内空气、防止吐奶。

❻ 美国儿科协会（2008 年）推荐最初 2 个月每日补充维生素 D 400IU。

❼ 哺乳期以 1~2 年为宜，并可根据母亲及婴儿的意愿持续更久。

❽ 乳汁确实不足时，为防新生儿生长发育迟缓，可按医生嘱托及时补充配方奶。

166 如何预防乳头皲裂？

乳头皲裂的常见原因是含接姿势不良，所以让宝宝采用正确的含接姿势对预防乳头皲裂是非常重要的。同时，过分奶胀会影响乳头、乳晕的伸展性。每天清洁乳房时不要用肥皂，也不要用毛巾用力搓。没有必要每次喂奶前都清洁乳房，清洁频率与身体其他部分一样就够了。如果已发生了乳头皲裂，不要用药物洗剂和软膏，只需在喂奶后挤出一点奶，用手涂在乳头和乳晕上就可以，这样会促进其痊愈。

167 乳头出现了湿疹，该怎么办？

乳头湿疹是哺乳期妈妈常见的一种过敏性皮疹，乳头、乳晕、乳腺处的皮肤都可能会出现湿疹，会让妈妈感到非常痒，但是又不宜抓挠。此时可以取蒲公英、金银花、黄柏各 10 克煮水清洗乳房，连洗 3 天；或将西瓜霜含片碾成粉用香油调成糊外敷，安全且无不良反应，效果也不错。另外，日常饮食应少吃腥发食物，如海鲜、羊肉等，多吃水果，多晒被子。

168 产后大把大把地掉头发，该怎么办？

产后脱发实属一种正常的生理现象，它与产妇的生理变化、精神因素及生活方式有一定的关系。一般在产后半年左右就会自行停止，所以不要过分紧张。产后妈妈要保持心情愉快，饮食起居有规律，少吃过于油腻及刺激性的食物。注意产后头发的卫生保养，半年内不要烫发。如果产后脱发严重，或产后 6 个月脱发仍未停止，则需要请医生检查治疗。

169 如何识别乳头错觉？

乳头错觉是指宝宝有强烈的觅食欲望，但一触及妈妈的乳头就哭闹、拒吮或张大嘴却不含吸乳头。

　　加喂了配方奶的宝宝易产生乳头错觉。因为喂配方奶时需要使用奶嘴，奶嘴的奶孔比较大，奶头长，宝宝往往不用费多少力气就能痛痛快快地吸到奶水。当再给宝宝吸吮妈妈的乳头时，宝宝有了对比，觉得不如吸奶嘴那样轻松又省劲儿，由此变得很烦躁。这就是宝宝发生了乳头错觉。

170 宝宝出现乳头错觉，该怎么办？

乳头错觉一定要坚持纠正才能明显改善：

1. 母婴多亲密接触，不仅是在喂奶的时候，平时也应尽可能多一些皮肤接触。只要婴儿有兴趣，就把他放在妈妈的乳房上吸吮。
2. 耐心让宝宝练习乳头吸吮，先挤一点母乳到婴儿嘴里，让婴儿尝到乳汁，吸引其尝试吸吮乳头。
3. 当婴儿饥饿时，先让他吸吮母乳。
4. 将母乳挤入小杯中，用勺子喂给婴儿，然后逐步过渡到乳房喂养。
5. 采用不同的姿势迎合婴儿含接乳头，达到有效吸吮，不要压着婴儿的后脑勺或摇晃乳房。
6. 按需哺乳，当婴儿有吃奶意愿或妈妈感到乳胀时要及时喂哺。
7. 婴儿在将醒或将睡时更易接受母亲乳头。不要等到婴儿非常饥饿时再放他在乳房上喂奶，那样婴儿更不容易接受。
8. 使用母乳喂养辅助器帮助婴儿尝试着吸吮乳头。
9. 使用吸奶器吸奶，或人工挤奶，维持乳汁分泌量。挤奶应频繁，夜间也要进行（2~3小时1次）。
10. 尽量避免使用奶嘴，可用小勺或滴管喂奶。

171 宝宝转入了新生儿科，该怎么送母乳？

每个医院的新生儿科都会有一个自己的接收母乳流程，大体情况如下。

❶ 入院接待时，医务人员会向患儿家长宣教母乳喂养的好处，鼓励母乳喂养（无母乳喂养禁忌证）。

❷ 当患儿能喝奶时，医务人员会告知家长送母乳的时间及注意事项。

❸ 将母乳储存在一次性储奶袋中，持送奶卡按规定时间送奶。

❹ 配奶间工作人员核对接收后，粘贴标志（包括床号、患儿姓名、母乳量、挤奶时间等）。

❺ 工作人员会按床号、挤奶先后顺序将奶摆放在奶库（2~4℃奶库中储存 24 小时）。

172 如何预防产后抑郁？

产后抑郁的发生受社会因素、心理因素及妊娠因素的影响，故应加强对孕产妇的精神关怀，利用孕妇学校等多种渠道普及妊娠、分娩知识，缓解孕产妇对妊娠、分娩的紧张、恐惧情绪，完善自我保健。在分娩过程中对产妇多加关心和爱护，对预防产后抑郁很有作用。产后进行自我问卷调查（如 Edinburgh 产后抑郁评分系统）对于早期发现和诊断产后抑郁很有帮助。

173 如何识别产后抑郁？

产后抑郁的诊断标准

（1）在产后 2 周内出现下列 5 条或 5 条以上的症状，且必须包括 ❶❷两条：

① 情绪抑郁。

② 对全部或多数活动明显缺乏兴趣。

③ 体重显著下降或增加。

④ 失眠或睡眠过度。

⑤ 精神运动性兴奋或阻滞。

⑥ 常感疲劳或乏力。

⑦ 遇事均感毫无意义或有负罪感。

⑧ 思维能力下降或注意力不集中。

⑨ 反复产生想死的念头。

（2）在产后 4 周内发病。

174 得了产后抑郁，怎么办？

心理治疗　心理治疗为重要的治疗手段，包括心理支持、咨询与社会干预等。通过心理咨询，消除致病的心理因素（如婚姻关系紧张、婴儿性别不符合期待等）。家人应为产妇提供更多的情感支持，帮助产妇对情绪和生活进行自我调节。

药物治疗　药物治疗适用于中重度抑郁症及心理治疗无效的患者。应在专科医师指导下用药，可根据以往疗效个性化选择药物。应尽量选用不进入乳汁的抗抑郁药，首选 5- 羟色胺再吸收抑制剂。一般来说用药时应暂停哺乳。

175 产后多久可以做运动？做什么运动比较合适？

产后恢复最佳时期：

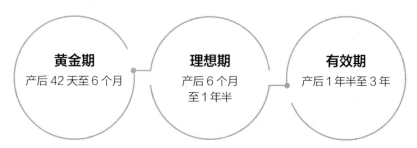

黄金期
产后 42 天至 6 个月

理想期
产后 6 个月
至 1 年半

有效期
产后 1 年半至 3 年

至于产后妈妈什么时候可以开始运动，可坚持一个原则，即循序渐进。产后妈妈要做的第一件事就是修复身体，而不是增强力量，所以在做任何运动前，先把盆底肌及腹直肌修复好，再做力量练习。

在产后初期，妈妈需根据自己的身体恢复状况来选择合适的运动，此时比较推荐的运动为瑜伽，自然分娩的妈妈在产后 4~6 周即可开始练习，而剖宫产的妈妈大约要在产后 6~8 周以后，在伤口愈合的情况下才能练习，之前可以选择静坐冥想、呼吸调整等瑜伽方式，在身体机能恢复好的情况下，可以考虑慢慢加入力量训练，比如普拉提或者有氧训练，通过力量的训练，让自己的身体慢慢恢复到产前状态。

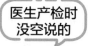
医生产检时没空说的

哺乳也能消耗热量

研究发现，妈妈给宝宝每喂乳 100 毫升，就会消耗 60~70 千卡热量。而满月后宝宝每天大约需要 600 毫升的乳汁，那么妈妈每天喂奶所消耗的热量相当于走路 2 小时，或跑步 1 小时，或做家务 2 小时消耗的热量。随着宝宝的长大，他所需的乳汁越来越多，这样妈妈分泌乳汁就会消耗更多的热量。所以，哺乳是一件省力省心又健康的运动方式。

附录 A

孕期要补充哪些营养素

营养素	孕前（每日摄入量）	孕期（每日摄入量）
蛋白质	55 克	孕早期 55 克
		孕中期 70 克
		孕晚期 85 克
叶酸	400 微克	600 微克
维生素 A	700 微克	孕早期 700 微克
		孕中、晚期 770 微克
维生素 B_1	1.2 毫克	孕早期 1.2 毫克
		孕中期 1.4 毫克
		孕晚期 1.5 毫克
维生素 B_2	1.2 毫克	孕早期 1.2 毫克
		孕中期 1.4 毫克
		孕晚期 1.5 毫克
钙	800 毫克	孕早期 800 毫克
		孕中、晚期 1000 毫克
铁	15 毫克	孕早期 20 毫克
		孕中期 24 毫克
		孕晚期 29 毫克
碘	120 微克	230 微克
锌	7.5 毫克	9.5 毫克

附录 B

拉玛泽呼吸法，减痛、助分娩

拉玛泽呼吸法，是通过对神经肌肉控制、产前体操及呼吸技巧的训练，让孕妈妈在分娩时将注意力集中在对自己的呼吸控制上，从而有效地转移疼痛，放松身心，以达到加快产程并让胎儿顺利娩出的一种方法。

第一阶段：胸式呼吸法

应用时机：孕妈妈可以感觉到子宫每 5~10 分钟收缩一次，每次收缩持续约 30 秒。

练习方法：随着子宫收缩开始吸气、吐气，反复进行，直到阵痛停止再恢复正常呼吸。

作用及练习时间：胸式呼吸法是一种不费力且舒服的减痛呼吸方式，每当子宫开始或结束剧烈收缩时，孕妈妈可以通过这种呼吸方式来缓解疼痛。

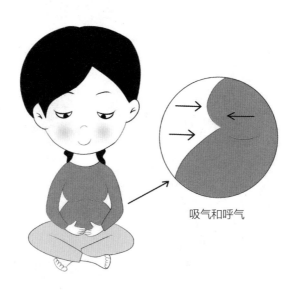

吸气和呼气

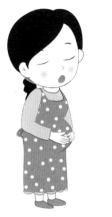
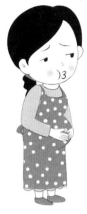

练习方法：孕妈妈要让自己的身体完全放松，眼睛注视着同一点。保持轻浅呼吸，用鼻吸嘴呼的方式让吸入及吐出的气量相等，保持呼吸高位在喉咙处，就像发出"嘶嘶"的声音。

作用及练习时间：子宫开始收缩，采用胸式呼吸法，当子宫强烈收缩时，采用轻浅呼吸法，收缩开始减缓时恢复胸式呼吸法。练习时间由连续 20 秒慢慢加长，直至一次呼吸练习能达到 60 秒。

第二阶段：轻浅呼吸法

应用时机：宫颈开至 3~7 指时，子宫的收缩变得更加频繁，每 3~5 分钟就会收缩一次，每次持续 30~60 秒。

第三阶段：喘息呼吸法

应用时机：子宫开至 7~10 指时，孕妈妈感觉到子宫每 45~60 秒就会收缩一次，这已经到了产程最激烈、最难控制的阶段。

练习方法：孕妈妈将空气排出后，做 4~6 次的短呼气，然后再长吐一口气，感觉就像在吹气球，比轻浅呼吸还要浅，也可以根据子宫收缩的程度调整速度。

作用及练习时间：练习时由一次呼吸练习持续 45 秒慢慢加长至一次呼吸持续 90 秒。

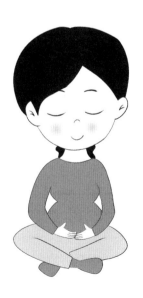

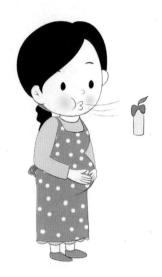

第四阶段：哈气吹蜡烛

应用时机：进入第二产程的最后阶段，孕妈妈想用力将胎儿从产道娩出，但是此时医护人员要求不能用力，以免发生阴道撕裂，要等待宝宝自己挤出来。

练习方法：阵痛开始，孕妈妈先深吸一口气，接着短而有力地哈气，如浅吐1、2、3、4，接着大口吐出所有的气，就像在吹蜡烛。

作用及练习时间：直到不想用力为止，练习时每次需达90秒。

第五阶段：用力推

应用时机：宫颈口全开时，医护人员会要求孕妈妈在即将看到宝宝头部时，用力将其娩出。

练习方法：孕妈妈

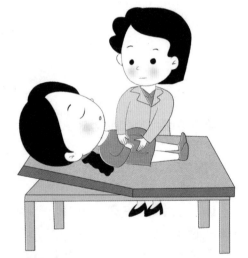

下巴前缩，略抬头，用力使肺部的空气压向下腹部，完全放松骨盆肌肉。需要换气时，保持原有姿势，马上把气呼出，同时马上吸满一口气，继续憋气和用力，直到宝宝娩出。当胎头已娩出产道时，孕妈妈可使用短促的呼吸来减缓疼痛。

作用及练习时间：每次练习时，用力至少要持续60秒。

附录 C

母乳喂养姿势与技巧

侧卧

妈妈侧卧在床上，让宝宝面对乳房，一只手揽着宝宝的身体，另一只手帮助将乳头送到宝宝嘴里，然后放松地搭在枕侧。这种方式适合早期喂奶、妈妈疲倦时喂奶，也适合剖宫产妈妈喂奶。

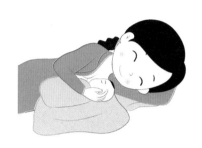

摇篮抱

在有扶手的椅子上（也可靠在床头）坐直，把宝宝抱在怀里，胳膊肘弯曲，宝宝后背靠着妈妈的前臂，用手掌托着宝宝的头颈部（喂右侧时用左手托，喂左侧时用右手托），不要弯腰或者探身。另一只手放在乳房下呈U形支撑乳房，让宝宝贴近乳房。这是早期喂奶比较理想的姿势。

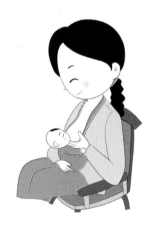

足球抱

将宝宝抱在身体一侧，胳膊肘弯曲，用前臂和手掌托着宝宝的身体和头部，让宝宝面对乳房，另一只手帮助将乳头送到宝宝嘴里。妈妈可以在腿上放个垫子，宝宝会更舒服。剖宫产妈妈、乳房较大的妈妈适合采用这种喂奶方式。

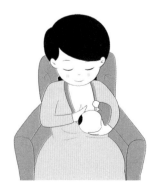

图书在版编目（CIP）数据

协和产科门诊 200 问 / 马良坤编著 . —北京：电子工业出版社，2021.2

ISBN 978-7-121-40294-4

Ⅰ. ①协… Ⅱ. ①马… Ⅲ. ①产科病－诊疗－问题解答

Ⅳ. ① R714-44

中国版本图书馆 CIP 数据核字（2020）第 257205 号

责任编辑：刘　晓

特约编辑：徐学锋

印　　刷：北京市大天乐投资管理有限公司

装　　订：北京市大天乐投资管理有限公司

出版发行：电子工业出版社

　　　　　北京市海淀区万寿路 173 信箱　邮编：100036

开　　本：880×1230　1/32　印张：6.25　字数：200 千字

版　　次：2021 年 2 月第 1 版

印　　次：2021 年 2 月第 1 次印刷

定　　价：55.00 元

凡所购买电子工业出版社图书有缺损问题，请向购买书店调换。若书店售缺，请与本社发行部联系，联系及邮购电话：(010)88254888，88258888。

质量投诉请发邮件至 zlts@phei.com.cn，盗版侵权举报请发邮件到 dbqq@phei.com.cn。

本书咨询联系方式：liuxiao@phei.com.cn。